シリーズ ケアをひらく

傷の声

絡まった糸をほどこうとした人の物語

齋藤塔子

＊本書には、虐待やDV、性被害にかかわる記載が含まれます。

医学書院

二〇二四年 五月八日、妻・塔子はこの世を去りました。

塔子は生前この本の出版を大変楽しみにしていました。自分の本を出したいという彼女の夢を叶えるべく、私が出版社に出版の継続を依頼しました。

この本は、塔子がトラウマへ本気で向き合った記録です。

目の前の人にもこんな背景があるのかも、と考えられるようになるきっかけを与える本になっていれば幸いです。

この本には虐待やＤＶ、性被害にかかわる内容が書かれています。関連するつらい記憶がある方は、どうか安全な環境下で読んでください。

生きてください。

夫・齋藤航貴

本書刊行を前に亡くなられた著者・齋藤塔子さんに、心よりご冥福をお祈り申し上げます。

私たちは本書の出版によって、著者の強い思いや願いが社会に届き、医療と人との関係に良い影響が与えられますことを強く祈念しております。

株式会社医学書院

《家族への手紙》

この本を手に取ってしまった私の家族へ

お願いがあります。この本を一生読まないでください。好奇心だけで読み始めるのはやめてください。なぜなら、この本を読むとあなたが少なからず傷つくからです。もちろん、私はわざわざあなたを傷つける意図をもって書いたわけではありません。この本に書いてある傷は、私たちが既に持っていたものに過ぎません。ただ、それぞれ独立した道を歩み始めたり、この先幸せになろうと努力したりしている時に、かさぶたを剥がして生々しい傷を見せて、足枷となってしまうのは忍びないのです。

加えて、これは自分勝手な話ですが、私はあなたとの現状の距離感や関係性に満足しています。互いに苦しくて仕方なかった日々から、私は楽になろうとしているところです。この本を読まれると、やっと出来上がった私たちの距離感や関係性が、再び壊れてしまうような気がして怖くてたまらないのです。互いに互いをこれ以上傷つけ合いたくないのです。

それでもなお、です。それでもなお、明るみに出された傷がどんなものであっても、直視するのに耐えうる強さを自分が持っていると確信しているなら、一人の読者としてあなたがこの本を読むことを強制的にやめさせることはできません。もし読むという決断をしてしまった場合は、途中を飛ばすことなく、最後のあとがきまですべてを読んでください。中途半端に読むことで誤解してほしくないからです。

ここでこの本をいったん閉じて考えてみてください。くれぐれも、自分を大切に。私はあなたにこの先幸せな人生を送ってほしいと思っています。

塔子より

目次

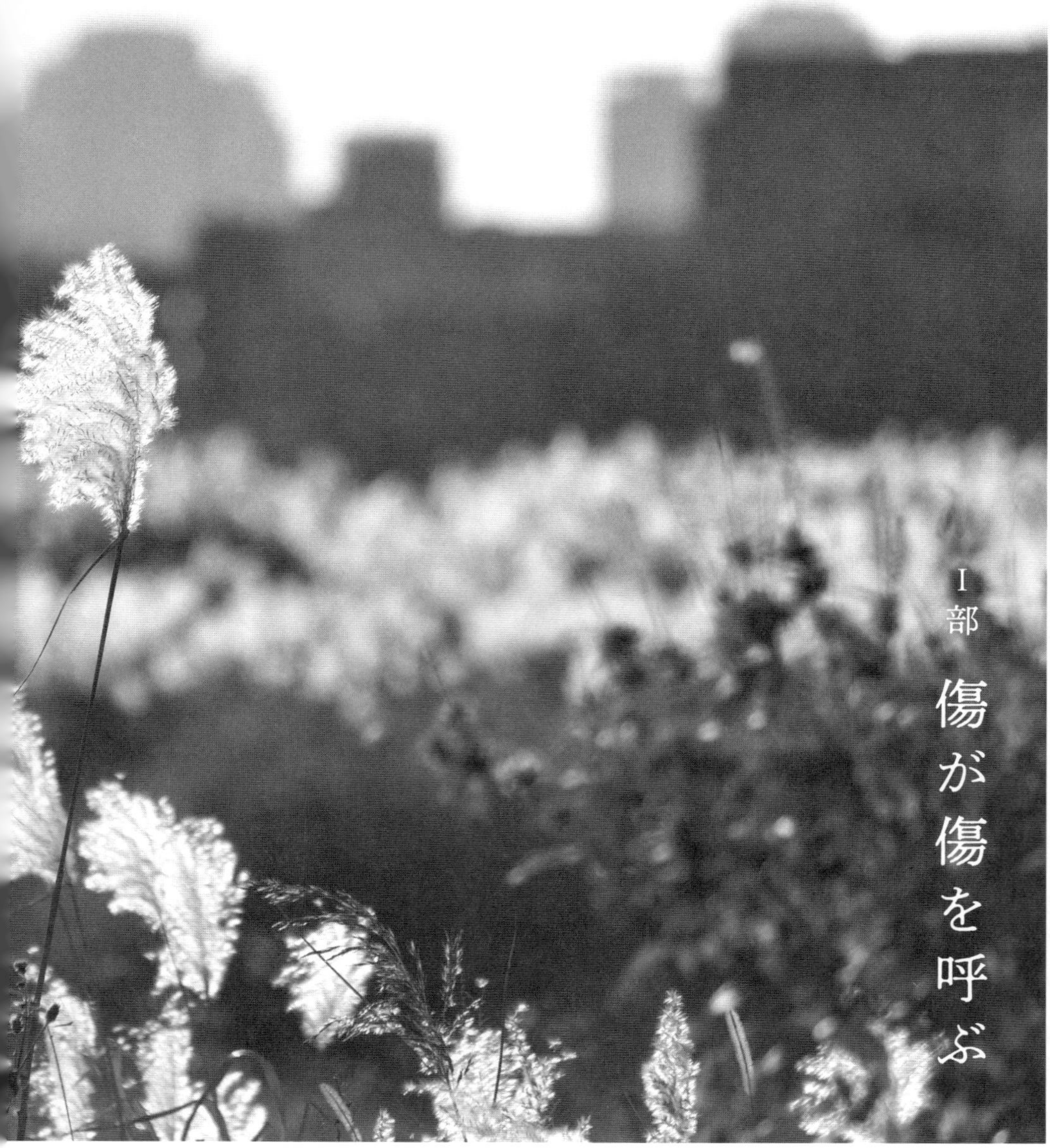

I部 傷が傷を呼ぶ

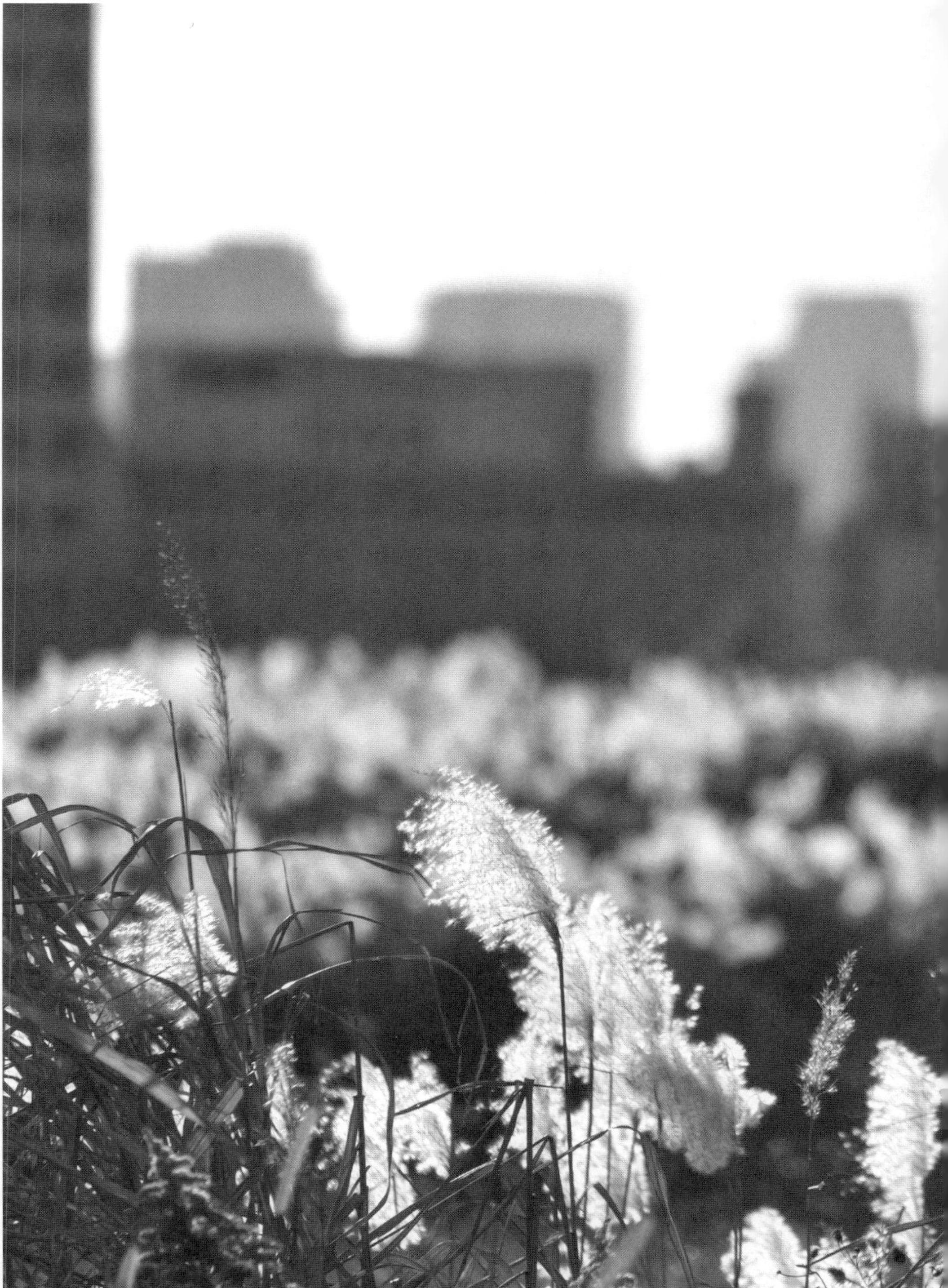

1 私は身体拘束を生き延びたのか？

重苦しい梅雨の真っ只中だった。私は精神科に強制入院（医療保護入院）となり、入院期間の三週間目一杯、身体拘束を受けて過ごした。シャバに出てきた後、幾人かの友達に笑いながら話した。「精神科で拘束受けたんだけど。やばかったぁ」。ヘラヘラするしかなかった。なぜなら、あの時の圧倒的な絶望感や怒りや悲しみや孤独は、こうしてあらゆるネガティブな単語を並べてみてももどかしくなるほど言葉にできないものであり、言葉にできないのだから人に伝えようなんて考えにも無理があるからだ。「拘束ってただ動けないだけでしょ、それくらい大丈夫でしょ」という甘い感覚を無邪気に内に秘めている人の多さを、私は知っている。それはまず、入院期間中接する医療者のうちに目の当たりにできた。

言葉を尽くしても伝わらないことを知りながら、今こうしてキーボードを叩いているのは、正直に言えば復讐心、柔らかく言えば悔しさからである。私を拘束した人たちは、今日も患者たちを拘束しながら、退勤時間になれば職場を出て家に帰り、一家団欒を楽しむのかもしれない。彼ら彼女らにとって、私はごまんといる拘束すべき患者の一人に過ぎなかっただろう。しかし私はといえば、人権を奪われた三週間のうちに、それによって自分の一部が死んでしまった人間として、今を生きている。拘束される前の自分には決して戻れない、何かが損なわれた状態で還ってきたことを、果たして「生き延びた」と簡単に言えるだろうか。

私は困難の詰まった家庭で育った。その影響で、「自分は消えたほうがいい存在だ」「死んでつらさを無にしたい」という気持ちが深く胸に刻まれ、どこにいて何をしていようが通奏低音として私の人生のうちに鳴り響いていた。

一五歳でついに家庭にも学校の教室にもいられなくなった私は、細々と支援に繋がった。それ以来、揺らぎながらも細い糸を綱渡りしてきた。生きるための足がかりは、毎日通う保健室と、二週に一回のスクールカウンセリング、そして、オーバードーズとアームカット。オーバードーズは胸をプレス機で潰されるかのようなひどい感情を意識ごと飛ばすのに役立ち、アームカットは切る痛みや流れる血の赤さと温かさによっていっときでも意識の向く方向を自分の感情から体の感覚へとそらすのに役立つ。これらがなければ私はとっくに死んでいた。それほど生きるのはきつかった。

ハタチまで生きているはずがない。そう思っていた私があらゆる手段を使ってその歳を越え、支援に繋がってからは六年余りが経った頃。存在するべくもなかった周りの世界への信頼感を地層のようにわずかずつ積み重ねていき、幸運にも親と離れて安全な住まいを得た矢先のことだった。

勧められた入院で

入院開始、すなわち拘束開始のXデーから五日前。灰色の空模様にいざなわれて気分が下がっていた私は、その日深めのアームカットをして、総合病院の救急外来に運ばれた。処置を受けた後、普段の精神科の主治医と話し合い、休息を取って調子を取り戻すことやパートナーのレスパイトが必要だということになり、主治医と共に入院を決めた。主治医が探してくれた病院は、先方の都合で入院まで五日かかることになったが、結局その五日間のうちに調子は良くなっていて、いつも通りアルバイトをして過ごした。

Xデー。入院時の診察で、生き延びるために行っているアームカットを、医師は衝動性の高いパーソナリティの表れとして見出した。「拘束ね。まず衝動行為を抑えないと治療できないから。いい?」厳しい口調に気圧されて、先生に怒られた小学生のように縮こまって「はい」と小さく答えるしかなかった。私の状態への一方的な分析やそれに対する治療方針の説明は、有無を言わせない早いスピードのうちに終了し、何がなんだかよくわからなかった。

拘束は本人の意思によらない強制入院の場合にしか行うことができない。

少しだけ説明すると、精神科の入院には、患者本人の意思による普通の入院(任意入院)と、患者本人の意思によらない入院(強制入院)がある。そして強制入院にも大きく二種類がある。医療保護入院と措置入院だ。

医療保護入院の対象は、「自傷他害のおそれはないが、任意入院を行う状態にない者(精神保健福祉法第三三条)」。措置入院の対象は、「入院させなければ自傷他害のおそれがある精神障害者(精神保健福祉法第二九条)」だ。ただし措置入院の判断は、精神保健指定医二名の判断が一致することが条件だ。

となると、医療保護入院となった私は、入院をするために自分の意思で病院を訪れていたにもかかわらず、「任意入院を行う状態にない」と判断されたことになる。これはいったいどういうことだ。いくら考えても、「拘束をする」という方針が先にあって、法をねじまげたとしか思えない。

無法地帯。それが精神科病院には実在する。そう、私の意思なんて、はじめから尊重されるものではなかったのだ。私の意思なんて、あると想定しただけ邪魔なノイズでしかない。あまりにも意に反する方向に物事がどんどん進んでいくなか、ひとり無力に取り残されるのは、そう宣告されているのと同じだった。

拘束が人から奪うもの

無力化。それは、拘束の最たる効果の一つであり、医療者が無意識に使っている手段である。無力化の第一歩は、拘束具を付ける瞬間に始まっている。病室に到着してすぐ、体操のマットと同じ固くごわごわした生地でできた頑丈な拘束具を、看護師が手慣れた様子で体に巻く。恐怖で固まっている私をよそに、彼ら彼女らは、にべもなく拘束具のロックを手早くかけた。このカチッという音は、〈対話が可能な対等な人間としての私〉が力任せにズタズタに破壊された瞬間の象徴として、耳に残っている。

拘束は、羞恥心と共に患者を内側から無力化していく。拘束具をいっときたりともはずすことが許されなかった当初の私は、トイレに行く権利さえ奪われた。すべては縛られたままベッドの上で行われた。二〜三歳以来となるオムツを履かされ、「トイレはここでしてね」と当然のようにサラッと言われたのだ。結局、ベッド上という環境で、しかも横になったままではどうしても排泄できなかった。そこで、尿のほうは尿道に管を入れっぱなしにして袋に尿が貯まるようにし、便のほうは下剤の助けを借りて便意が来たタイミングで看護師に申し出てベッド上でちりとりのようなものを差し込み、用を足した。文章で書けばそれだけのことだ。しかし、普段トイレを使っている人間が、排泄をコントロールされ、排泄物を見られるのは尊厳をズタズタに傷つけられる拷問である。

時計のない個室でひたすら天井を眺める一日はとにかく長かった。ナースコールで「今何時ですか?」と問うては一時間も経っていないことに絶望したり、夕食を食べてからいつまでも日が暮れていかないことをこころの中で嘆いたりした。一秒、一秒が苦しみだった。この状態がいつまで続くかもわからず、縛るくらいならさっさと殺してくれと願った。

このような環境に置かれるという構造そのものが、力で患者を組み敷く恐怖政治になっているのだ。少しでも医師の思い通りにならなければ、この生活が延びるかもしれない。どんなに強い怒りを感じていても行動に表せば、拘束が追加されるかもしれない。相手が植えつける苦しみを、相手が植えつける恐怖によって抑え込まされる経験は、暴力を振るわれて黙らされているのと何ら変わらなかった。

さらにきつく縛った看護師

恐怖政治が具現化した、忘れられない日がある。入院して一週間が経ち、初めて拘束を二時間だけはずすことが許可された日のことだ。その二時間を、デイルームで漫画を読んで過ごした後、看護師に「そろそろ時間だから部屋に戻るよ」と告げられ、再び拘束を受けた。

さっきまでなんともなく過ごしていた人間の体に、流れ作業のように拘束具が付けられていく。なんならアルバイトだってできるコンディションの今の自分が、一秒でも拘束を受けるのはただの人権侵害に過ぎない。それを甘んじて受け入れるのは難しかった。

加えて看護師は、以前より胴をきつく縛りロックしたのだ。拘束がきついと当然お腹の痛みや擦れなどの違和感も強くなれば、横を向く時もご飯で起き上がる時も可動域が狭くなる。この無頓着な加害が私にとどめを刺した。

誰も私を人間として評価していない。誰も私が感じている痛みと絶望を知らない。この打ち震えるほどの大きな悲しみと怒りを、自分のうちに秘めておくことが誰にできるだろうか。それでも、抵抗を顕《あらわ》にしたら拘束を追加されるのは明らかなので、必死の妥協策として枕元に置いてあったタンブラーをシェイクしてなんとか感情を紛らわした。ところが床に漏れた水飛沫を見て、看護師はすぐさま医師を呼んだ。「これは衝動行為ね」「明日から拘束の解除はできないから」。医師のひと声は、わずかに残されていた、拘束がだんだん解除されていくという希望をあっけなく潰した。

絶望のあまり、この時の記憶は曖昧になっている。拘束されないために、という思いで取った行動もあえなく〈衝動行為〉と認定され、拘束の継続に繋がったのだ。もういつ拘束がはずれるのか、いつこの地獄のような場所から逃げられるのか、全くわからなくなってしまった。

拘束が早くはずれるようにと、この状況に適応した良い子を振る舞う意思の力はガラガラと崩れ、仮面の奥にいた自分が必死で訴えた。なぜこのような扱いを受けねばならないのか。なぜ医療者は全く聞く耳を持ってくれないのか。そういったことを言ったと思う。ベッドに縛りつけられながら卑しくも「助けてください」と嘆願する私をよそに、医師は去り際に「病院の物を壊したら弁償してもらうからね！」とありもしないことを叱りつけていった。そして、この一連のエピソードは躁の症状として片づけられた。何もかもが病気の名の下に封じ込められていた。

状況の救いようのなさに、私は声を上げてわんわん泣いた。泣き声を聞きつけた看護師がやって来て言った。「泣くのはいいけど、他の患者さんがびっくりするから声は出さないでもらっていい？」。私がなぜ泣いているかには関心もないのだろうか。「あなたには拘束をされている人の気持ちがわからないでしょう」。そう言ってみると「うん、わからないよ」とバッサリやられる。あぁ、またやってしまった。この人たちに共感を求めることほど愚かなことはないのだ。

私の話す言葉は日本語のはずなのに、誰にも届かない。どんな感情の発露も、医師には握り潰され、看護師にはいなされて宙に消えていく。どんな必死の願いも跳ね返るばかり。違う国にひとり放り込まれたかのように、誰とも共通の言葉を持たず通じ合うことはない。

形だけの切り札

本当に孤立無援で、周りの人は皆、敵だった。スマホも持ち込めず、誰とも連絡を取ってはいけないといういわゆる「通信制限」という措置のせいで、親しい人との連絡はもうずっと絶えていた。私の周りにいたのは、私の状態にレッテルを貼っては拘束を指示する医師。そして「ごめんね、先生の指示の下に動いているから」と眉尻を下げて言う師長を筆頭に、指示という名の下に拘束を実行する看護師。それだけしか存在しない世界だった。

敵の世界にひとり封じ込められていると、外の世界に対する信頼も薄れていく。今までどれほど長い年月身近にいて優しくしてくれた人に対してさえも、だ。もう私のことを忘れてしまったのではないか。なんで助けに来てくれないのか。当時の私にとって、私を拷問から救い出してくれない時点で、彼ら彼女らも敵の側にいる者として感じられた。

最後の最後の切り札は、患者の権利として渡されていた、退院や処遇改善を要求することのできる「精神医療審査会」の連絡先だった。

私はナースステーションの電話の子機を借りて連絡し、届いた白紙の依頼書を記入した。先の尖ったボールペンは危険だから手にしてはいけないとされ、先の丸い蛍光ペンでごちゃごちゃと拙い字を連ねた。

《退院及び処遇改善請求に関する意見書》

※ボールペンが許されていないので蛍光ペンで失礼いたします。

【請求を行う理由について】

私は拘束の即時解除及び退院を求めています。まず、身体拘束を行う通知書には「自殺企図・自傷行為が切迫している」と書かれていますが、入院時すでに切迫した希死念慮はなく、誤ったアセスメントがなされていたと言えます。また、入院日前日まで1日八時間のアルバイトを行っており社会生活能力も十分保たれていたのにもかかわらず、全身の清潔保持から排泄に至るまでを任さざるを得ない、著しくプライバシーと人権を侵害された状態に置かれたことは、不当極まりなく、私に大きな心的外傷を与えました。また、入院後も「現在の」私のアセスメントを怠ったまま「薬剤の調整のため」という本来とは違う目的のため拘束を解除しませんでした。重ね重ね、これは不当な拘束であり、人権侵害にあたり、即時解除を求めます。

【退院請求の場合は、退院後どうするのか詳しく具体的に書くこと。なお、処遇改善請求の場合は、自由に意見を書いてください】

退院後は通っている大学で研究等を行う他、介護ヘルパーやクリニックの予診取り等のアルバイトをして過ごす予定です。その（単位取得やバイトの継続の）ためにもできるだけ早期の退院が社会生活に直結します。また、数時間でも、一日でも、人権が守られることは当然のことです。この病院には全くそのような姿勢が見られません。即時拘束が解除されるよう、私を助けてください。病院では孤立無援です。

この手紙は結局出されることがなかったから手元に残っている。順番待ちのため審査に二～三ヶ月かかると電話口で言われて、ふざけた話だと思って諦めたのだ。しかも、退院後に知り合いの精神科医に聞いてみたら、審査で病院側の判断が覆るケースはほぼない、ということだった。手紙を出しても意味がなかったのだ。拘束されている患者の一秒一秒は生き地獄でありながら、医療者の権力の下に封じ込められ、顧みられることはない。

懲罰の終わり

こうして私は完全にモノに成り果てた。拘束生活をやり過ごすためには、意思、感情なるものは大きな邪魔だった。自分はそれらを持つに値しない存在であることも思い知らされていた。そして現に、縛られて天井を眺める時間は、それらの芽を一つ一つ丁寧に摘み取った。

毎日律儀にも「今自分を傷つけたいとか、死にたいとか、そういう気持ちはありますか」とすっかり形骸化した質問をしてくる看護師に、「ないです」と答えるだけの日々になっていた。この質問に正直に答えて、生き地獄を自ら引き延ばす人がいるとは思えなかった。

モノになってからは、私は自発的に言葉を発することをやめ、周囲に期待し助けを求めることを一切やめた。いつもよりきつく縛られようと、私はゴミなのだから、とぐっとのみ込んだ。胸のあたりは常に空虚で、あらゆる悪意やひずみを吸い尽くすブラックホールと化していた。

この生活で得たものは何だったのだろうか。拘束のもとで、こころに湧き上がるものは逐一粉々にされ抑え込まれた。私の周りの人から見れば、自傷の傷痕がなければ、身体が死ななければそれでいいのだ。一方、私にとってはこころこそが住処であり、それを必死に保つために体を切るのであって、あらゆる手段を封じ込められた時のこころの死こそが死であった。この点でも、〈こころの専門家〉であるはずの精神科医をはじめとする周りの人が、見かけでわかる行動ばかりに注目して、それを抑えようと働きかけるのは侵襲的に感じられた。

権力性と恐怖心を必然的に伴う拘束は、死にたい気持ちや病気に対する治療どころか、懲罰にしか思えなかった。そしてこの懲罰は、自傷他害のリスクをゼロにと相手を抑えつける方向に進んでいく「管理のメガネ」と、どんな言動も症状としてカテゴライズして病者であることを強化する「病理のメガネ」で成り立っていた。そうして蝕まれ続けて三週間、私は静かなモノと化して、懲罰は終わった。

世界とのあいだにあるガラス

死にたい気持ちや病気への対応が、懲罰と感じられるものであってはならない。そう思っていない人が多いからこそ、少なくとも私一人くらいは大声で言い張らなくてはならない。他の人には忌むべきものや理解できないものに見えても、当人は自分なりの物語を持ってその状態に置かれている。懲罰を受ける理由も、懲罰によって改善する理由もない。

私が大事にしてほしかったことは、自分なりの物語を持った人間として認識してもらうこと、その物語について通じ合う言葉で誰かと話し合うことだった。例えば、育ってきた環境、それによって染みついた考え方、今現在感じ取っている世界、自傷に至るまでのトリガーの数々。こういった断片化した物語の存在を認識し、共に考え編み直す必要がある。ところが、そこに取り組んでくれる支援者やコミュニティに出会う機会は未だ少ない。

退院日。三週間ぶりにシャバに出ると、呼吸も苦しいほどの熱気が体にまとわりついた。寝たきり生活で筋力の落ちた足は、自分の体を支えるのに懸命だった。病院にやって来た時とは別世界だった。別世界は、いつまでも通常の世界に戻らなかった。私は常にガラス越しに世界と相対しているように感じていた。

「おかえりーー!! 寂しかったよ」とハグで迎えてくれるパートナーにも、あの時の「自分は孤立無援だ」という感覚や「一番信頼するこの人にさえ私の経験は何も伝わらないのだ」という確信が水を差し、体を硬くするしかなかった。「拘束のどこがつらかった?」と問う人には、拘束の何たるかを想像できない敵を思い出して言葉を失ったし、「大変だったね」と慰める人には、大変という言葉の軽さに温度差を感じた。唯一、「拘束はどんな人に対してもやっちゃいけない」という大学の教員の言い訳のない言葉だけが、風穴を開けてくれた。

退院して一ヶ月ほどが経った今。死んでいないからこれを書いているし、アームカットもしていない。それを医療者たちは、「希死念慮の強くなる躁と鬱の混合状態を入院で乗り越えた」と言うのかもしれないし、「拘束によって衝動のコントロールが上手になった」と言うのかもしれないし、「薬剤調整がうまくいった」と言うのかもしれない。

何もやらかさないのを見て「最近調子いいね」と言われるたび、世界とのあいだにあるガラスは厚くなる。今も私の内部にあるのはあの時の記憶である。生きるための手段は抑え込まれている。周りの人に何かを伝えることにも無力さを感じる。ふいに明日死ぬのかもしれないし、このまま年を重ねるのかもしれない。どちらにしろ、やっぱり私は何かが欠けている。

この第1章は、身体拘束を経験した1ヶ月後に執筆し、『精神看護』2021年11月号に掲載したものが基になっている。『精神看護』掲載時は、タイトル「私は身体拘束を生き延びたのか?」、著者名「匿名（女性・看護大学在学中）」であった。書籍化にあたり加筆修正した。

なお、次の第2章以降は、新しく執筆を開始した時点から過去を振り返る形で執筆している。

2　総合病院看護師時代

業務の嵐

私は大学時代、看護の同期の十数人に対して教員は四〇人余りという、とても特殊で手厚い温室で育ててもらった。そこでは、一人一人の感性や意見がすべて大事に尊重された。大学の先生たちは「看護学」を体現したかのように細やかで優しかった。

大学を卒業し、看護師になり配属されたのは消化器外科だった。ここは関東近郊のとある総合病院。六時に起き、定時一時間前の七時に出勤する。その日受け持つ患者さんの情報収集をしてスケジュールを立てて、業務開始前に先輩にチェックを受ける必要がある。

「エルダー」と呼ばれる新人の指導担当は四人いて、毎日どのエルダーさんとペアになるか、ドキドキだった。四人とも指導熱心なために細かくて厳しいことに変わりはなかったが、二人は口調が優しく、二人はかなり当たりが強かった。チェックをお願いすると、優しいエルダーさんの日は「何か足りなくない？」と言いつつヒントをくれたりするが、当たりの強いエルダーさんの日は「本当にカルテ見てる？」などと抜け漏れの多さにあからさまに呆れと苛立ちを示される。

電子カルテの操作がおぼつかないので、いくら目を皿にしたところで取り方を知らない情報は取れない。何の知識が足りてないかもわからないので、先輩にとっての当たり前もわからない。厳しいエルダーさんに当たった日は、朝から往復ビンタをくらったような気持ちで縮こまりながら業務を開始する。あれやって、これやって、わ、ナースコールだ、ダッシュで取らないと怒られちゃう、○○先輩に報告しなきゃ、あー先生に電話かけないと、カルテの操作わかんないよー、あれ、次何しなきゃいけないいんだっけ？　やばいやばい、あれ忘れてた、わ、あっちも忘れてた、詰んだ……。

今までマイペースに勉学に励んできた私にとって、スピードとマルチタスクを同時に求められる仕事はどうやら全く向いていないようだった。絶えずビシビシと鞭で叩かれて必死に走らされている競走馬のように、気持ちは急き立てられ切迫するばかりだった。「患者さん」に相対する余裕なんてなく、ただそこにあるのは散らかりまくった山積みの「業務」だった。

エルダーさんの口癖は「勝手にやらないで」。そう言われるけれど、エルダーさんだって自分の業務があるのでなかなか捕まらないし、捕まったところで「自分で考えて」「なんで勉強してないの？」「前も同じことやったよね？」の連続だ。私が確認や報告をしている間、貧乏ゆすりをしたり指でパソコンカートをカツカツと小刻みに叩いたりするエルダーさんが一番怖かった。ここは戦場だ。こころが柔らかければすぐにつぶれてしまう。必死でこころを重装備にしてガードする。トイレの個室だけが安全なシェルターだった。

看護師二年目の先輩がコソッと「もう辞めたいっしょ」と心配してくれた時は「めちゃくちゃ辞めたいです～」と苦笑いで返したけれど、エルダーの先輩が「辞めたくなってない？」と試すように聞いてきた時は「全然大丈夫です！」と元気よく答えた。

狭まっていくこころのスペース

もともと私は人の話を聴くのが好きだった。

学生時代は、炊き出しでホームレスの人たちの生活相談員のボランティアもやったし、ヘルパーとして利用者さんと多くの時間を過ごしたし、メンタルクリニックで患者さんのお話を聴くアルバイトもしていた。どんなに重かろうが長かろうが、その人が語る話は大切にこころに仕舞った。

病院では大体の患者さんは忙しそうな看護師に遠慮して、病気に対する不安や恐怖をどんなに抱いていようと、ぐっとこらえて黙って治療を受けている。そんな患者さんのためには、入院中の寝たきり生活で身体機能が落ちるのを防止するためのリハビリという名目で、一緒に歩く時間を作ってお話しする時間をなんとかして確保した。

ところが、たまにおしゃべり好きだったりかまってほしかったりして話が止まらない患者さんもいる。「あれ、こんな薬あったっけ？　いつもと錠数違わない？　こんな薬俺飲まないよ～」などと看護師を引き留めようとしたりする患者さんもいた。すると、私のほうは「次あれやらなきゃいけないんだけど早くしてくれないかな」と焦りしか湧いてこなくなり、全然耳に入ってこない話を「わかりました。また来ますね～」と切り上げるようになった。ちなみに看護師の「また来ますね」という言葉は「もう話は終わりですよ」という意味に近い。戦場に来てからというもの、話を仕舞っておくためのこころのスペースはなくなってしまったのだ。

もちろん仕事は定時では終わらない。ただでさえ慣れない仕事に時間がかかる上、エルダーさんに今日の学びや反省を報告してフィードバックを受けなくてはいけない。優しいエルダーさんは「ここはできるようになったね」と承認してくれることもあったが、厳しいエルダーさんだと、フィードバックと言う名の疾風怒濤の叱責が待っている。

無休の兵士

五月、夜勤が始まる。

日勤の業務の流れすらまだ身に付いていないのに、夜勤の膨大な業務内容がシャワーのように降り注いでくる。私は撥水加工されているみたいに、何も吸収することができない。四月からの疲れが蓄積して、もう頭は悲鳴をあげている。

ぐちゃぐちゃな頭のまま二～三時間の仮眠の時間が来る。同じ部屋で寝る同期は一瞬でグースカと眠りに入るのに、私のほうは全く眠気が来ない。目を閉じて羊を数えてもますます頭が冴えるばかり。同期が寝ている暗い部屋では本も読めないので、仕方なくひっそりとパソコンを開けて夜勤の業務の流れを整理した紙を作ったり、長期目標やら短期目標やらを書いた提出物を作ったり、宿題として課された看護技術の動画を見て「自己研鑽」に励んだりした。

仮眠の時間が終わり、「眠れた？」と尋ねてくる先輩に、「眠れました！」と無邪気に答える同期の横で、私は微笑みながらうなずいておく。朝になり、先輩や同期はたびたびあくびをしながら「ねむ」と言う。私は全く眠たくない。変にアドレナリンが湧いているのだ。

戦場で長時間労働をしていると、家に帰っても休まらなかった。疲れているはずなのにぐっすり眠れる日はなかった。労働のご褒美をかねて、酒を飲んでやっと眠りにつく日も増えた。まさに兵士だった。好きだった読書は、常に頭がカッカカッカとして文字が頭に入ってこないのでできなくなってしまった。日々のストレスを発散しようと思っても、体は重たく、何かをする気力も体力も残っていなかった。ストレスは体の中を渦巻いて、ひたすらヘドロのように溜まっていった。

その頃の私は、「白衣の天使」像からは程遠く、感情がすっぽりと抜け落ちたロボットだった。患者さんは観察や処置をしなければいけない脆弱な生物であり、業務は日銭を稼ぐ手段であった。頭にあるのは「早く帰りたい」だけだった。

天使の裏側

医療現場でいちばん大切なことであり看護師の責務でもあることは、事故を防止することだ。その一環として、医療には「行動制限」というものが存在する。入院している患者さんが自由に行動できないように制限を加えることだ。

内科や外科であれば、転倒リスクの高い患者さんや、せん妄になって体に入った管を抜いてしまうリスクの高い患者さんなどが行動制限の対象だ。私が配属されていた消化器外科では、そのような高齢の患者さんが多かった。転倒リスクの高い患者さんには、「トイレに行きたい」など体を動かす用がある時には、基本的にナースコールをして看護師が来るのを待ってもらうようにお願いし、看護師と一緒に歩いてもらう。けれど、お願いしても協力してもらえなさそうな人、理解できなさそうな人の場合には、あらかじめさまざまな措置を取る。

例えば「離床センサー」というマット。これをベッドの足元に置く。患者さんが立ち上がろうとして踏んだらナースコールが鳴り、看護師が気づく仕組みになっている。しかし離床センサーだけでは間に合わない人や、手術後で起き上がってはいけない人には、「体動センサー」という紐を患者さんのパジャマの肩に付け、壁と繋ぐ。これで患者さんが少しでも起き上がると紐がはずれ、ナースコールが鳴る。

ここまではまだ患者さんは自由に動くことができるので行動制限には入らない。だが、次の「ミトン」からだんだんと患者さんの制限度が上がり、行動制限の領域に入っていく。

「ミトン」は、点滴などの管チューブ類が体に入っていることが認知できなさそうな人に、引っ張って抜いてしまわないように、固い板の入った手袋をはめてしまうことだ。これで患者さんは物をつかめなくなる。

それらを使用してもまだ危険なことをしそうな人には、「抑制帯」というベルトで手足や体幹をベッドに括りつけて全く動けない状態にする「身体拘束」が行われる。

新人看護師だった私は、採血や点滴を実践するより真っ先に、この「離床センサー」や「体動センサー」を設置することを先輩から学んだ。そしてセンサーが反応すれば「ああ、ナースコールに協力してくれない！」というがっかり感と共に患者さんの元に駆け付けた。

行動制限の練習でこころにひびが

行動制限をされている患者さんについては、毎日、行動制限の妥当性を検討するカンファレンス（といっても皆忙しいので、その時手の空いている看護師数人で集まるのが限度である）を開く。忙しさのあまり、カンファレンスは手短に終わる。カンファレンスに参加できない看護師の受け持ち患者さんの分などは、その看護師に通りすがりに「継続でいいよね？」「はい！」で終わったりもする。

行動制限シートを書く時に先輩に聞いてみる。「あの人二四時間何日もずっと行動制限されてますけど、これって『一時性』にチェックを入れていいんですか？」「確かに難しいね」。優しくて真面目なエルダーさんは医療安全のポケットマニュアルをパラパラとめくる。でもそこに答えは書いていないみたいだ。「でもチェックしちゃっていいと思う」「わかりました」。

五月の半ば、新人看護師はミトンの付け方を習い、抑制帯の巻き方を習う。手術後の高齢の患者さんが恰好の的となり、練習台となる。私は深く考えることなく、「早くこの手技を身に付けなくては」といそいそとメモを取る。

「やめてくれー！ やめてくれー！」。患者さんの叫ぶ声が聞こえる。私たち新人看護師が抑制帯を巻き、ミトンをした患者さんだ。

患者さんの叫び声が、ロボットだった私を少しひび割れさせた。その人のベッドサイドに早足で向かう。その人は、抑制帯を巻かれた手を激しくバタバタさせて、ミトンを取ろうと必死である。「はずしてくれー！ 嫌だー！」。人間の私は言葉を失う。縛られて体の自由を奪われることでどれほど苦しい思いをし、人としての尊厳が傷つけられるか、人間の私はその記憶を持っていた。

そんな人間の私の代わりに、「看護師の私」が出てくる。患者さんに手鏡を見せながら、「つらいですよね。でもお鼻にチューブ入っているの、わかります？ ほら、ここ。チューブを抜いちゃったらせっかく治療した意味がなくなっちゃうので。しばらく頑張ってください」。最低な言葉だ。何が頑張れだ。この人は今すぐはずしてほしいのに。

人間の私が顔を出す。依然として言葉は出てこない。ミトンの上からそっと手を重ねる。腕を撫でることしかできない。この人を拘束した私の手もこころも、罪深く汚れている。

3 ― 病院リタイア

　仕事帰り、私のこころは爆発の真っ只中にあった。爆発の勢いに任せて、ギアを重く設定した自転車を思い切り漕ぐ。足なんかボロボロにしてやる。何キロ走っただろうか。コンビニに入る。目当てのものはない。さらに自転車を漕ぐ。ドラッグストアを見つけて入る。店内をぐるぐると何周も探し回るけれど、やっぱりない。この世の中、私みたいな人間には優しくないみたいだ。

　大型家電量販店にたどり着く。自転車を停めて、パンパンに張った足で日用品のフロアに急ぎ足で向かう。広い店内をまたぐるぐると回る。カミソリコーナー。商品を一つ一つ確かめる。あった、一つだけ。いつものメーカーのじゃないけど、これでいい。なんとかなる。やっと見つけて少しホッとする。

　向かう先は決まっている。いつもの公園だ。少し自転車のギアを軽くして、最短ルートを検索してまっしぐらに向かう。途中のコンビニで「おくすり」を数個買っておく。こころの痛みを和らげるための「おくすり」だ。

いつもの公園に着くと、木々が植えてある茂みのへりに腰掛ける。ホームレスの人たちがよく寝ている場所だ。彼らが集めた大量の空き缶や、台車や自転車に積まれた大荷物を眺めながら、「ホーム」がないことに想いを馳せる。硬い地べたで、ままならない気温の中で一晩寝るだけで、体はどっと疲労する。私にも身に覚えがある。それを毎日繰り返しているなんて、なんてタフな人たちなんだ。

ホームレスの人たちの中に混じると、なんだか頽廃《たいはい》的な気持ちになる。この世に私がいていい場所なんてあるのだろうか。私は明日も生きていくのだろうか。いつ死ぬかわからない、今日の夜ふと死ぬのかもしれない、そんな世界線に迷い込む。

必死の火消し

「おくすり」にストローを突き刺してグビグビと飲む。私の「おくすり」は百円で買える紙パックの日本酒一合だ。気の済むまでこれを一気飲みすれば、どんなこころの痛みからも私の意識はぽわーんと離脱することができる。最強の鎮痛剤だ。

それでもまだこころの中の爆発は鎮まらない。さらなる鎮火を図ろう。半袖を肩のところまでめくりあげる。重なり合った古傷たちで元の皮膚がなくなっている、でこぼことした二の腕が露わになる。さっき買ったカミソリを当てる。力を込めて引く。できた傷のキリキリとした痛み、溢れてくる血の赤さ、腕を伝って流れてくる血の温かさ。すべてが、燃えさかって火傷だらけのこころから、意識を体のほうへと引っ張ってくれる。こころの痛みがあまりにもひどい時、腕を切って体が痛みを感じてくれると、そちらに意識が向いてこころの痛みを一時でも忘れさせてくれるのだ。

血の赤さや温かさは、こころは焼け焦げて死にかけでも、体が生きていることを教えてくれて、自分は生きているのだとやっと息を吹き返すような感覚もする。ざっくりと開いた傷は、自分の中にある邪悪なものに強烈な罰を与えることができたという感じがして、神様にやっと許してもらえるような気持ちにもなる。血が流れるのが止まってしまったら、再び燃えさかるこころと向き合わなければいけないから、止まらないように、止まらないように、エンドレスに行為は続いていく。

少しやりすぎたかもしれない。滴る血は止まらない。服はもうぐじゅぐじゅに濡れている。これはやばいと急に焦りが出てきて、公園の公衆トイレに駆け込む。トイレットペーパーで傷口を押さえる。何度も新しいペーパーを出しては捨て、出しては捨てを繰り返すけれど止まらない。トイレの床にちょっとした血溜まりができる。次にトイレに入った人はこれを見たらびっくりしちゃうだろうな、怖がらせちゃうだろうな、と申し訳なく思うけれど、掃除しようにも血が止まらないので無理だ。そのうちに、もういいや、とどうでもよくなって、血を滴らせたまま̶さっき座っていた場所にいそいそと戻って、体のなすがままに任せる。血が流れているうちは私は大丈夫。そんな気がする。体の傷が閉じてしまったらこころの傷が疼き出すのだから、私にとっては体が傷だらけのほうが生きていて楽なのだ。

「おくすり」が効いてきたのだろう。三パックくらい飲んだだろうか。私の意識は幽体離脱していく。私はいつもつらいことがあると、飲んだアルコールの効果や、心身を切り離す防衛機制である解離という症状が入り混じって意識が遠ざかってしまう。こころの中の爆発が遠くの出来事になっていく。これで安心だ。幽体離脱した私の意識は、公園の中で静かに霧散していった。

ここは……救急外来？

意識が体に戻ってきた時、病院の処置室に寝かされて腕を縫われているところだった。誰かの通報で搬送されたのだろう。救急外来？ 最悪だ。自分の勤めているところの関連病院だ。知っている人もいるし、保険証には職場名も記載されている。どうか見逃されますように。

「痛くない？」。縫いながら医師が聞いてくる。刃物で自分の皮膚を切り裂いている人間が、医療用の細い針ごときで痛がっていたらおかしいから、愚問だけれど「全然痛くないです」と医師の優しさに応えておく。なんなら麻酔なしで縫ってもらってもかまわない。そのほうがこころには優しい。救急医は腕を淡々と縫っている。「リストカットなんて」などと説教する救急医には未だ出会ったことがない。リストカットやオーバードーズの患者が救急外来にやって来るのはきっと日常茶飯事なのだ。淡々と処置して精神科にコンサルテーションをかけておけばそれでOKだ。

夜間に救急外来に行くと救急医が傷を縫うことになるけれど、昼間に行ったら形成外科医がいて縫ってくれたことがある。その縫合が格段にうまかった。傷はピッタリと閉じて、もう痕がわからないくらいだ。一度、形成外科を目指しているという後期研修医の人に縫ってもらった時も、時間をかけて細かく細かく縫ってくれて、傷は平坦に閉じてくれた。その研修医の人は縫いながら、「今日はどうしちゃったの?」「フラッシュバックが起きちゃって」「それはしんどいっすねぇ。傷痕の上からタトゥー入れる人いるよね、あれカッコよくない?」「私入れてみたいと思ってたんです」「だよね、いいよね」とフラットな若者同士の会話をしてくれたのが嬉しくて、あとから感謝の手紙を送ったことがある。綺麗に縫ってもらうとその上からまた切る気持ちにはなりにくいので、こころまで手当してもらった気分になる。

今何時だろう。時計を見ると三時を指している。朝? 昼? あれ、今何日だ? 時間の感覚がごちゃごちゃだ。「今、何日ですか?」。医師に聞いてみる。「昨日の夜運ばれてきて、もう日付回ったから〇日の朝だよ」。あぁよかった。今日は日勤と日勤のあいだの一日休みの日だ。心の底からホッとする。「一年生は毎日出勤すれば合格だよ~」。どの先輩も言う言葉だ。裏を返せば、毎日出勤できなければ新人看護師としての最低合格ラインから転がり落ちてしまうのだ。

腕を縫い終わる。お気に入りのワンピースはダメになってしまった。家に帰ったら捨てるしかない。病院に迎えに来るパートナーに血のついた服を見せるのは忍びないから、売店で上下ピンクのいかにも病院着といった感じのダサいスウェットを買って着ておく。パートナーは私の傷を見るたびに、私が気にするよりずっと気にして傷ついてしまうから、傷が治るまではきちんと包帯で覆っておくのがマナーだ。

「このカミソリ捨てちゃうよ?」。看護師はビニール袋に入ったカミソリを掲げる。「はい」。本当は捨てずに家に持ち帰って、次の時用の備蓄にしたいけれどさすがにそれは言えない。

精神科の医師がやって来る。私は明日仕事に行かなければいけない。精神科に入院とかいう話になったら大変だ。「どうして傷つけちゃったの?」「よく覚えていません」「今は自分のこと傷つけたいとか、死にたいとか、そういう気持ちはある?」「ないです、明日仕事なので早く帰りたいです」。

看護部長現る

翌朝。いつものように六時に起き、七時に出勤する。縫合した腕の傷はナース服の上からは見えない。私はいつも半袖から隠れる場所しか切らないから。私は「普通のナース」だ。ロッカーの鏡で、ナース服を着たシャンとした自分の姿を確認する。大丈夫だ。いつもと変わらない。「おはようございまーす!」。ろくに返事が返ってこなくても、礼儀正しい新人としては、病棟に入る時は毎朝元気に挨拶をしなければならない。

その日は運が悪かった。受け持ち患者さんの点滴がなかなか薬剤部から来ないので、二四時間ずっと入れておかなければいけないはずの点滴が空っぽになったまま放置になってしまった。点滴が終わったのに放置していると、管の中の血が固まってしまい、患者さんに痛い思いをさせて刺したせっかくの点滴の針が使えなくなってしまうので、終わった点滴を放置するのはNG行為だ。

でもまだ針の中の血が固まるほどの時間は経っていないはず。すぐに薬剤で満たせば間に合うだろう。やっと薬剤部から点滴が来たので「針の中の血が固まる前に」と焦って点滴を付け替える。先輩が遠目に私の手技をチェックしている。

「あのさぁ、これでいいと思ってる？」。え？　何が間違ってるんだろう。わかんない、わかんないよぉ……。先輩は付け替えた点滴の管を指し示す。あ……。管に薬液を満たすのを忘れて、管の中が空気だけになっていた。万が一、この空気が患者さんの血管の中に入って詰まってしまったら空気塞栓という危険な状態になるリスクもある。だから点滴チューブ内に空気が入らないように気をつける、というのは初歩の初歩だ。今日はぼーっとしているのか焦っているのか、頭のネジが狂っている。ナースステーションに先輩と一緒に戻るとお叱りが始まった。「いつもいい加減だよね？　手袋付けるタイミングもテキトーだよね？　なんでちゃんとやらないの？　ちゃんとできないなら私が全部受け持ち巻き取るから」。職場で初めて涙が溢れた。一生懸命やってもできないのに。努力してないわけじゃないのに。

とっさに出た言葉は、「昨日倒れたんですよね。それでちょっと体調が悪いんです」。時間感覚は狂っていて、公園での出来事がつい先程のことのように感じられた。話を聞いた先輩は、私の受け持ち患者さんを全員巻き取り、私は看護師長の元に送られた。

「話聞いたけど、注意不足すぎるよね。体調も悪いんでしょ。そんな人に業務は任せらんない。患者さんを危険にさらすことになるから」。看護師長の言葉はごもっともだ。もっともすぎて涙は止まらない。

受け持ち患者さんのいなくなった私は、ひたすら薬のセットを行う。ロボットがやれば済む業務だ。病棟を駆け回る他の看護師を傍目に、がらんとしたナースステーションで一人で薬をカルテと照らし合わせて一錠一錠確認するだけの仕事は、本当に惨めだった。涙を見られないようにずっとうつむいていた。ちょっとでも気を緩めたら号泣してしまいそうだった。窓際も窓際の仕事である。

「××さーん(旧姓)」。看護師長が呼びに来た。今度は何だ。バックヤードに行くと、看護部長と副看護部長がいる。何事だろう。看護部長は優しく「ちょっとお話ししようか」と面談室へと私を招き入れた。

「一昨日のことは看護部に報告が来ているから知っています」。患者として救急外来に搬送されたのが、関連病院の職員だからということで看護部に報告が行っていたのだ。「あれ、昨日のことですか?」。ネジのはずれた私は的はずれな質問をする。看護部長が言う。「しばらくね、仕事はお休みしたほうがいいんじゃないかな。ここは急性期の病院だし、もう少しゆったりと働ける病院に転職とかもできるし、ゆっくり考えてみたらどうかな」。

優しい看護部長の言葉を直訳すれば、「休職」と「転職の勧め」であった。そこに、私がイエスかノーかを選択できる余地はなかった。

私の病棟看護師生活はこうして半年で幕を閉じた。

根深きところに潜むもの

後日、手続きやら片付けやらのために病院に行った。不運にも、病院のロッカーで夜勤明けの同期と遭遇してしまった。「塔子ちゃんが病んでるなんて全然気づかなかったよー。むしろ一番元気だと思ってた」。そりゃそうだ。私はあの日まで一日たりとも休まず出勤したし、仕事を覚えようと一生懸命努力していたし、笑顔で対人関係をこなしていた。先輩のお叱りには飄々《ひょうひょう》と対応し、家に帰れば愚痴を吐く、「普通の」新社会人だった。

ただただ爆発が起きてしまったのだ。爆発が起きたのは、私の中だけで起きた何かのせいだったのだろうか。それとも病院という職場環境のせいだったのだろうか。

いやきっと、爆発の理由はもっと根深いところに潜んでいる。

4 — 葛藤の限界点

そもそも現役の患者である私が、病棟で看護師として働くなんて、端から無理な話だったのだ。自分の「患者性」を無視して、あのナースステーションに看護師の顔をして佇むことは、吹きこぼれそうな鍋の蓋を力任せに押さえ込み続けているようなものだったのだ。体の奥は沸騰しているのに、その熱さと痛みに直面しないよう力づくで鍋の蓋を押さえることにパワーを割く毎日。疲弊し切っているのに、その自分を無視し続けることが、心身を蝕んでいたのだった。

あの患者さんは私

「あの人わがままだよね」。ナースコールを押しすぎることでナースステーションでグチを言われている「あの人」は、私だった。私だって入院すれば、しんどくなるとすぐにナースコールを押したし、なんなら私を隔離しようと看護師が二人がかりで私の腕を引っ張れば、座り込んで泣き叫んで抵抗したものだった。私はわがままどころか迷惑でたまらない患者だったのだ。先輩たちのささやく患者さんに関するグチは、全部私の胸に刺さっていた。

拘束された患者さんの「やめてくれー!!」という必死の叫び声は、かつて拘束された時の私の声だった。「もうちょっと頑張ってください」。そんなことを看護師に言われたら、拘束されていなければ私は看護師をぶん殴っていたことだろう。拘束されてただただ天井を見つめている例えようもない苦しみのなか、いつ終わるともわからぬ時間、無視を決め込まれるのだから。看護師が発する「頑張って」という言葉は、この苦しみから解放してくれる人が現れるという微かな希望を徹底的に握り潰す。それでいて看護師は「患者を励ました」と思っているのだとしたらどれほど罪深いことだろうか。抑制帯をカチッと締めるあの音が与える絶望感を知りながら、他人を同じ目に遭わせた私の手は、引きちぎってしまいたいくらいだ。

エルサレムのアイヒマン

一人の人間の中で、患者の自分と看護師の自分が最大限の力で綱引きをしていた。そして私は、ついに引き裂かれてしまったのだ。

あの爆発の日。引き裂かれてできた患者の片割れの自分が、ナースステーションでうごめいていた。看護師の片割れの自分が無機質に書いたカルテを先輩が苛立ちを露わにチェックしていた時、生身の人間をカルテの文面の中に対象化し物象化しようとしているようで、心底耐えられなくなってしまったのだ。その時の私たちがやっていたことは、生身の人間のこころに届くケアではないと感じた。やっていたのはモノの修理だった。欠陥があって修理が必要なモノとして、患者さんの観察や処置をし、カルテに数値を並べ、修理状況のアセスメントと今後の修理計画を書く。こころを持った生身の人間としての患者さんが置いてきぼりにされていることへの怒りがふつふつと湧いていた。

患者としての私は、先輩からカルテを奪って床に叩きつけたい衝動に駆られた。もちろんそんなことをしたら看護師の私としての生活が終わってしまうのはわかっているから、もう吹きこぼれてガタガタと音を立てているこころの鍋の蓋を、震える手で必死に押さえた。

そうして、患者の片割れの自分が感じる痛みや怒りは、勤務が終わった瞬間に看護師の片割れの自分へと向かい、公園で腕の皮膚を切り裂いたのだった。

患者さんを自らの手で拘束してしまったというのは、私の病棟看護師生活にとどめを刺した。自分が精神科の患者として身体拘束をされた経験から、身体拘束というのは拷問のような人権侵害で、いかなる状況でも誰に対してもやるべきではないと固く思っていた。それなのに先輩に言われるがままに、絶対に加担したくないものに加担してしまった。どんなにむごいことだとわかっていても、自分より上の立場の人に命令されたのだからと、葛藤に蓋をして手を下してしまった。いくら葛藤していようと、患者さんと上司にきちんと対峙しなかった私は、やっていることだけを見ればエルサレムのアイヒマンと変わらなかった。絶対に一生許さないと思っていたあの看護師たちに、自分がなってしまったのだった。

患者性と睡眠問題

そうでなくとも、こころの病気を持つ患者として、病棟看護師を務めることは困難に満ち溢れていた。

特に睡眠という基本的な生活習慣の乱れから、足元は崩れていった。私は四〜五歳の時からずっと不眠で、寝つくのに何時間もかかってしまう。高校生の時から睡眠薬を飲み始め、もうそれを飲まないと一睡もできない体になってしまった。

私は毎晩一五錠、不安時や不眠時の頓服薬も含めればそれ以上の薬を飲む。抑うつ症状に対処するための抗うつ薬が三種類六錠に加えて、睡眠薬が四種類四錠。この時点で既に三種類以上の同系統の薬を出してはいけないという処方のルールに反しているのだが、それでも眠れない。そのため感情を安定させる効果も期待しつつ、頑固な不眠に対処するねらいでさらに眠気を誘う抗精神病薬が二種類四錠。これだけ薬を飲んでいると手が震えたりといった副作用が出るため副作用止めを一錠。これが「眠れない、眠れない」と訴える私に、精神科の初診から約一〇年、歴代の医師が四苦八苦しながら現時点でたどり着いた薬のセットである。これでやっと気絶するように眠れる夜もあれば、これだけ飲んでも寝つきに時間がかかる夜もある。夜中に悪夢を見て自分の叫び声で何度も目を覚ます夜もある。

だから朝起きる時には体に薬が残っていて重だるいのである。六時に起きて七時に出勤しなくてはならない生活は、重だるい体を無理やり引きずる毎日だった。出勤するだけで疲労困憊の極みで、頭脳も肉体も両方使う看護師の労働はままならなかった。出勤してから本当はもうひと眠りしたい。そうでなければもたない体なのに、鞭打って一九時頃まで残業するのだから、毎日心身は削られるばかりだった。「そのうちこの生活にも慣れるかも」と最初は思っていたけれど、慣れるどころか廃人に近づくようだった。

夜勤では、仮眠の時間が終わったらまたすぐ働かなくてはいけないので、当然睡眠薬を含め眠気を引き起こす向精神薬は飲めない。睡眠薬を飲めないと一睡もできない体なのだから、夜勤の日は一日目の朝から夜勤を挟んで二日目の夜まで、大体四〇時間くらいは仮眠も取れずに起きていることになる。眠くてだるくて頭痛がしてとてもしんどくてたまらないのに眠りにつくことができない。二日酔いの朝みたいな状態がずっと続く。しかも普段飲んでいる安定剤も飲んでいないこともおそらく影響して、夜勤明けの日は死にたいくらいの深い鬱状態に毎度落ち込んでいた。

バラバラな生活リズムに服薬ができない状態が重なれば、こころの不調が悪化するのは火を見るより明らかで、病棟看護師という仕事はあまりにも私にとってリスクの高い仕事だった。

職場で再燃するトラウマ症状

看護業界の人間関係も、こころの傷を疼かせた。先輩たちが醸し出す威圧感や厳しいお叱りやちょっとした仕草だったりが、私の子供時代の親の態度を彷彿とさせた。そうしたトリガーで子供時代のつらい感情がありありとよみがえった。すると、体に力が入ったり、少しのことでビクッと反応してしまったり、イライラしたり、かと思えば、無感情・無気力になったり、集中力がなくなったり、ぼーっとしたりした。

トラウマ症状だ。前者が過覚醒と呼ばれ、後者が低覚醒と呼ばれ、その両極端に振り切れるようになってしまうのだ。過覚醒は、これ以上の脅威にさらされないように予防策として周囲を警戒することによって起こり、低覚醒は、脅威にさらされてもう逃げられない状況でこころが何も感じないようにするために起こるようだ。

総合病院で働いていた当時、病院側にSNSがバレないように、英語で仕事の愚痴アカウントを運用していた(もちろん患者さんの情報などは投稿していないが)。フォロワーは外国人で私と同じくメンタルを病んでいる人が多かった。

ある日、"it's too hard working with PTSD, harsh attitude of my boss reminds me of my abusive parents"(PTSDを抱えながら働くのは大変。上司の厳しい態度が虐待的な親を思い起こさせるから)と投稿したところ、バズって三〇〇リツイートされた。世界中で、多くの人が私と同じような悩みを抱えているのだと思った。トラウマを抱えた人が、過去に似た経験や状況に遭遇するとトラウマ症状が悪化してしまうことを再トラウマ化というが、私の過覚醒や低覚醒の悪化もそれだった。

私は学生時代、ホームレスの人たちの支援のボランティアをしていたが、ホームレスになる人も幼少期からさまざまな逆境を乗り越えトラウマを抱えてきた人が多かった。その影響で、職場できついひと言や態度に遭遇すると、再トラウマ化によって警戒心が高まって、トラブルを起こしてしまったり周囲の人に対して大きな恐怖を感じたりしてしまう。それで職場に行けなくなってなかなか仕事が定着しない、というのはよくある話だった。

そんな状態になった時トラウマを持つ人はどうするか。よく言われるのは「闘争・逃走」反応だ。闘うか、逃げるか、という両極端な道を選択しがちということだ。私も、働いた当初は闘争モードでカリカリと頑張っていたが、結局職場から逃走してしまったことになる。

傷が邪魔をする

のちのちわかったことだが、マルチタスクが苦手だったり抜け漏れが多かったり、同期たちより先輩に叱られることの多かったのにも理由があったようだ。休職中に、あまりに自分が仕事ができないことに悩み、もう看護師を辞めたほうがよいのではないか、別の職種に転職したほうがよいのではないか、と逡巡していた。そのため自分の特性を知っておこうと思い、病院で知能検査や発達検査をひと通り受けた。

するとADHD（注意欠如多動症）の傾向が非常に高く出たのだ。私は普段、周りから「落ち着きがある」と見られるし、自分でも「多動」だとは思っていなかったので、ADHDだという自覚はなかった。ところがADHDを評価する発達検査では、細部を見落としてしまったり、日常のタスクの手順を忘れてしまったりといった不注意や記憶の問題、あるいは待てなかったりせかせかしてしまったりといった過活動や衝動性の問題が明らかになった。

知能検査でも、言語理解や知覚推理という下位指標は高いのに、作業記憶や処理速度という下位指標は低く、四つの項目でみると最大でIQが四〇以上も違うという大きなバラつきがあった。作業記憶には、短期記憶を用いて情報を処理する能力がかかわる。処理速度には、視覚から得た情報を処理する能力がかかわる。この二つが低くなるのもADHDの傾向としてよく見られることのようだった。

しかし、結果を見た医師からは、「ADHDなのではなく、生育歴の影響でこのような特性が出ているのだと思います」と言われた。特に虐待などのトラウマ体験が子供時代にあると、発達障害でなくても発達障害に似た症状が出るらしく、「発達性トラウマ障害」という概念を提唱している専門家もいるようだ。脅威に満ち溢れた日々のなかで、周囲を警戒しさまざまな情報に注意を向けざるを得ない状況が続くと、結果として過剰な警戒心による注意や情報処理の困難や集中力の欠如などが、成長してからも特性として残ってしまうのだと。どうやら私もそのパターンのようだった。ちなみに私には兄がいるが、兄も同じくADHDの診断を受けている。

私は看護師になりたかった。でも、過去の傷が、病気が、その夢を徹底的に邪魔してくるのだった。患者として入院しながら思う。私に〝あんな〟過去がなければ、昔私を心優しくケアしてくれた人たちのようになれたのだろうか。いやしかし、私に〝あんな〟過去がなければ、看護師を目指すこともまた、なかっただろうと。

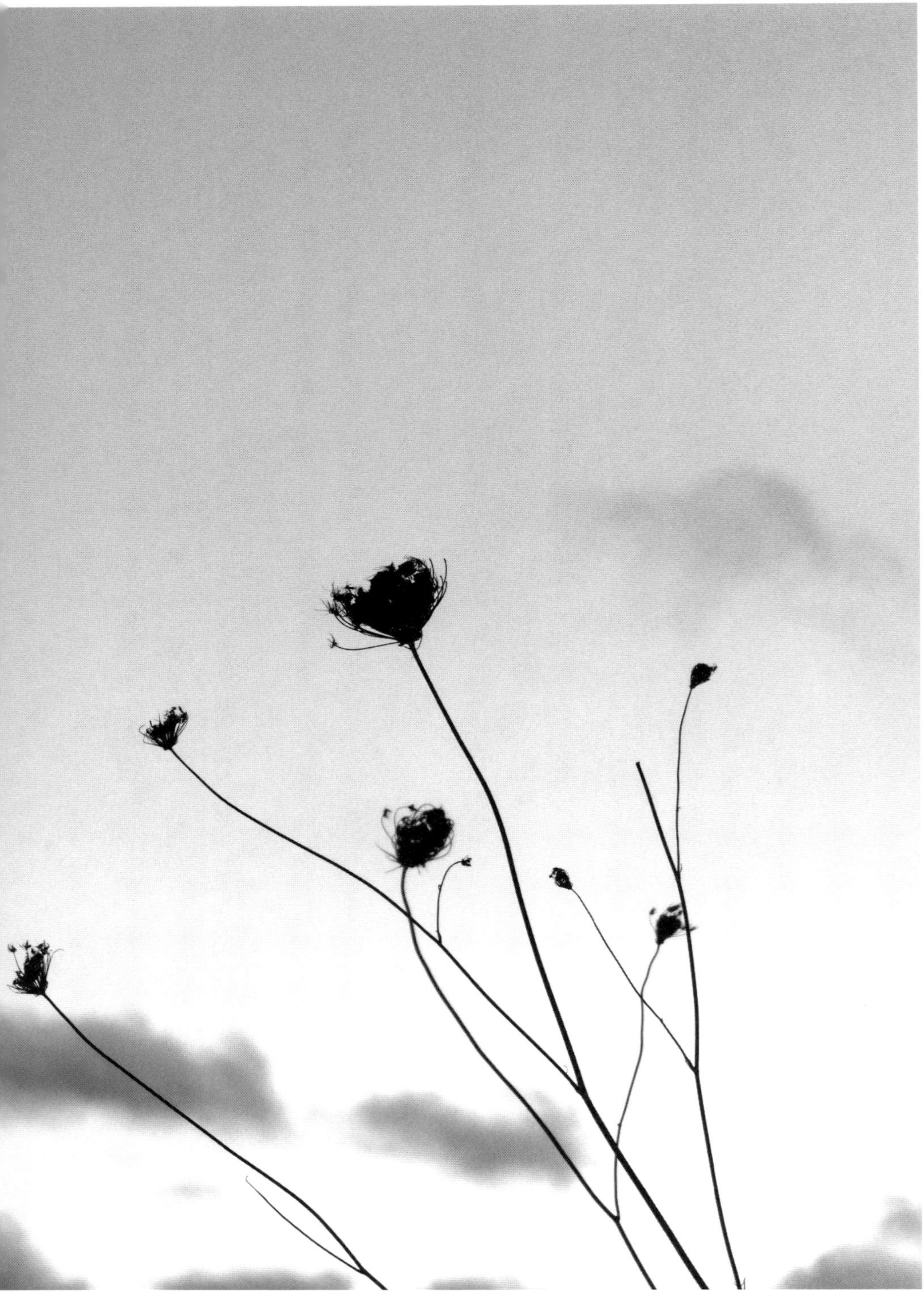

Ⅱ部 飢え・渇き・入院

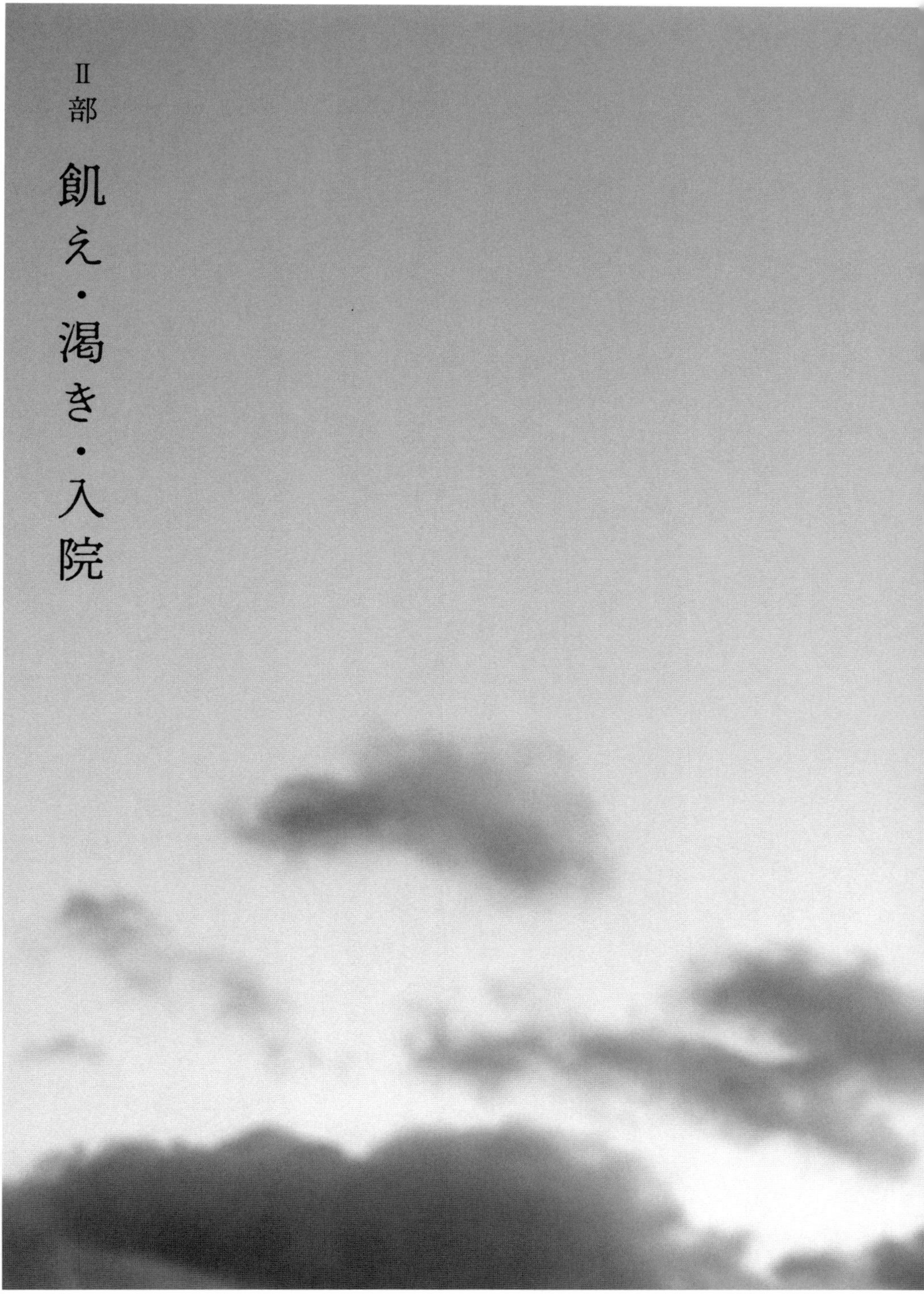

5 — いろんな病院、いろんな入院仲間

通院しているクリニックの主治医と相談して、またまた入院することになった。私の精神科入院は今のところ一〇回以上にわたる。久しぶりに腕を切ったくらいには不安定だし、仕事も半強制的に休まされているし、仕事復帰に向けて充電しなくてはいけない。今の沈んだ気分の状態のままだと仕事に復帰もできないだろうから、薬の調整でなんとかなる部分はなんとかしたい。そんなふうに主治医に言われ、とにかくその勧めに従うことにした。

ついてはなるべく早く入院するには、私があちこちの病院に電話をかけてベッドの空きを聞くよりも、主治医のツテで病院を紹介してもらうほうが早い、ということになった。

ここはヤンキー系が多い病院

今回の病院はどちらかといえばハズレだ。単科の精神科病院あるあるの、やたらとアクセスの悪い

郊外にある、古くてあまり清潔ではない病院だった。私としては、綺麗で看護師の配置が多い精神科がベストだが、今回は仕方がない。

入院中の主治医となる、初めて会う精神科医に自分の既往歴と現病歴をテキパキと話す。まるで看護師として患者さんのことを報告するかのようだと自分で思う。私は防御を固めている。私の理性が少しでも乱れて強制入院の形になったら、閉鎖病棟に閉じ込められたり、保護室に隔離されたり、最悪の場合はあの時のように拘束だってされてしまうかもしれないからだ。あの三週間の身体拘束が再現されるなんてことは絶対に避けなければいけない。私は主治医にできるだけ冷静に「気分が沈みがちで仕事ができないので、今回は薬の調整をしてほしいです」と告げ、理性と判断能力があることを全身でアピールする。

結果、任意入院が決まった。任意入院は「本人の同意に基づく入院」だから、基本的に病院外への出入りなどは自由になる。

病棟に入る。精神科病院に入院する時は、どこの病院でも、任意入院だろうが強制入院だろうが、空港より厳重に荷物検査とボディチェックが行われる。刃物や紐類などの危険物の持ち込みを防ぐためだ。毛を剃るためのカミソリだったりスマホを充電するための充電コードだったりは、ナースステーションで預かりになる。

看護師は手慣れた様子で荷物を全部カートの上に出して一つ一つチェックする。リュックやボストンバッグのポケットはすべてくまなくチェックされる。ボディチェックは、ポケットの中に何もないか裏返して確認し、服の上から全身を撫で回し、異物がないかを探られる。病院によってはブラジャーやパンツの中まで覗かれる。そしてこの病院では金属探知機を全身にかざされてボディチェックが終了した。

患者側だってあらゆる手段で持ち込みたい物を持ち込もうとするのだからいたちごっこである。私も自傷するためのカッターの刃を生理用品の中に入れたり、隔離される時にどうしてもペンを持ち込みたくて、パンツの中に仕込んだりしたことがある。摂食障害の友人は、痩せるための薬を蛍光ペンの筒部分に詰めたり、ラップにくるんでボディクリームの中に埋め込んだりしていた。こういう策はいくらでも思いつくものだ。

ざっと病棟を見回す。一〇代の中学生から高齢者までいる男女混合病棟だ。病院によって雰囲気は全く変わる。ここは田舎臭い地域にある単科の病院だから、どうやら同世代はいわゆるヤンキー系が多いようだ。みんな髪をブリーチしているし、派手なネイルやボディピアスの子までいる。私は黒髪にスポーツウェアだ。同世代たちは新参者の私を見るとさっそく話しかけてくる。「高校生～？」「や、社会人」「マジ？　バスケでもやってる高校生かと思ったわ」「看護師やってる」「ここ看護師が来る場所じゃないっしょｗｗウケるｗｗ」「ウケるっしょ」。精神科病棟の会話は、どこでもなぜか年齢関係なくみんなタメ口だ。

「え？　任意？　なんでここいんの？　早く出なよ、クソ暇じゃん」。薬の調整という真面目な目的を持って同意して入院してきた私は、医療保護入院の入院患者たちから狂人扱いされる。治療意欲の高い入院目的が恥ずかしく思えてきて、「医者に言われてっから」とダサく言い訳する。

精神科病棟では、みんな暇な上に体はだいたい元気なので、わらわらとデイルームに集まって来るのが常だ。私もベッドでアニメを見るのも飽きて、デイルームに出ておじさんの隣に座る。「あなた若くて可愛くて何も悩むことないでしょ。なんでここにいるの?」「死にたい病なんだよね、私」「俺はね、飛び降りようとしてここに入院になったけど、退院したらやるよ」「そうなんだ」。

お互い死にたい気持ちがわかるから、否定したり引き止めたりはしない。もちろん看護師にもチクらない。私がここの看護師だったら医師に即報告だけれど、どうせ死んじゃうなら、今のおじさんの話はすべて受け入れたい。そう思っておじさんの波乱万丈な人生に耳を傾ける。おじさんに「絶対に死なないで」「絶対この先いいことあるよ」なんて言わない。そんな医療者みたいな価値観は、おじさんにも私にも通用しない。人生を圧倒的に損なう傷や痛みや喪失は存在するから。

任意入院の過ごし方

私の経験則では、総合病院の精神科より古い田舎の精神科病院のほうが、家庭的な食事が出てきて美味しい。ここもまあまあ美味しいほうだ。でも入院すると動かないせいか食欲が出ず、入院するたびに痩せるのがいつもの私だ。

お昼ごはんが出てくる。サラダをちょっとつまんで、食べるのがめんどくさくなって、もういいや食べたくないと思って残ったものをざざざとバケツに落とし、食器は種類ごとに重ねる。残飯を自分でバケツに捨てるのも古い精神科病院あるあるだ。

精神科は看護師の配置が少ないから、人手が足りずシーツ交換なども自分でやらされることがある。総合病院の精神科だと他の科と遜色なく人手が揃っていたりしてケアも多少手厚くなって、シーツ交換はもちろん、「お話ししたいです」と言えば話す時間を確保してくれたり、ちょっと病棟に余裕があれば雑談してくれたりもするけれど、古い精神科病院は看護師の代わりにヘルパーさんばかりいる。

ヘルパーさんはヘルパーさんで、自分でシーツが交換できない人のシーツを交換したり、掃除をしたり、入浴介助をしたりと慌ただしい。だから看護師の配置が少ない病院では患者たちはわりと放置されることになる。この状況の何が治療になっているのだろうと思うけれど、まあ入院して社会生活と隔絶させられること自体が私たち患者には必要なのだとも言える。

とはいえ私は任意入院なので、強制入院の仲間たちと違って病棟から自由に出られる。任意入院バンザイだ。ファミレスに行って、ハイボールを飲みながら持参した本を読んだりパソコンをカタカタさせたりして暇を潰す。もちろん本当は入院中お酒を飲んではいけないけれど、何食わぬ顔をして病院に戻る。

病院の敷地内のベンチで知らない男の人が隣に腰かけてきて私に聞く。「障害年金もらって実家に住んでるのって（生活）保護の人からみたらムカつくかなぁ」「知らないよ、実家が嫌なら保護もらって家出ればいいじゃん」「保護って規則とか厳しいんでしょ？」「知らない、私保護じゃないから。働いてて、休んでるだけ」「え、働いてんの？」「看護師してる」。

彼がニヤニヤする。「バレバレな嘘つかないでよ。看護師やってたらこんなとこいないでしょ」。精神科病院の入院患者でありつつ看護師であることは、やはり想定できない設定のようだ。

いろんな人生が詰まった空間で

私の調子は低迷している。日が暮れ始めると胸に重石が載っているみたいにずーんと気持ちが沈み込み、時にフラッシュバックを起こす。夜中は悪夢を見て飛び起きる。そんなことが続く。一日に飲める頓服薬の回数は医師の指示で決まっているけれど、夕方には飲み切ってしまう。

「困った時は何かしちゃう前にナースステーションに来てね」と言われているから、ナースステーションに行く。「もう無理」「明日先生来るから、明日先生とゆっくり話してね」「明日じゃなくて、今が無理なの」「そっか。でも、自分を傷つけないって約束してくれる?」「うーん」「自分を傷つけても何もいいことないからね」。頓服薬という手札を失うと看護師の大半は無力のようだ。

あぁ、なんで自分を傷つけてはいけないのだろうか。傷痕によって起こる困り事なんて、今の苦しみに比べたら塵のようなものだ。こんなに苦しくて誰も助けてくれないのに、自分で自分を助けようと自傷することをなぜ妨害されなくてはいけないのだろうか。

酒焼けなのかタバコなのかわからないけれど、とにかくガッサガサの声で、デイルームで「おかあさーん」「看護師さーん」と叫ぶのが止まらないおばあさんがいる。看護師がいなそうとする。「あとでお話聴くからお部屋で待っててね」。こういう約束は確実に不履行になる。おばあさんの叫び声は止まらない。「しつこいから部屋に戻って」。さすがにその言葉はやばいだろ、と思いつつ、人権という概念が揺らいでいるこの空間では看護師の言葉の棘も霞む。

おばあさんは次の日デイルームから消えた。ヘルパーさんの声が聞こえる。「九号、拘束だっけ?」。九号は、私のいる多床室の並ぶエリアとは区切られた、鍵のかかる隔離室エリアにある部屋だ。あのおばあさんは多床室から隔離室に移動になって拘束になったから出てこなくなったのだろうか。医師にも看護師にも強い口調で叱られていたのが嫌な予感をさせる。

ここにいると「マトモ」がわからなくなってくる。さっきまでケロッとして私と喋っていた人がわぁわぁ泣いている。何かの用で病棟に来た警察官を見てパニックを起こす子供もいる。私が知らないだけで、皆それぞれいろんな理由を抱えてここにいる。精神科病棟にはいろんな人生が詰まっている。

友達になった子のこと

今までいろんな病院に入院し、いろんな入院仲間と出会ってきた。

初めて精神科に入院した時、消えてしまいそうなほどやせ細った子がいた。食事になると、その子は食材を箸で細かくしながら何時間も食材と向き合っていた。たまにもぐもぐした口のままトイレに行くので、あぁつらそうだなといつも思った。その子が入院がかなり長い古株なのもなんとなくわかっていて、なんとなく話しかけづらかった。

私も入院がどんどん長引いて、最初からずっと一緒なのがその子くらいになったある日、私の好きなアイドルのキャラクターの手作りマスコットをその子が筆箱に付けているのを発見した。「私もファンだよ！」。初めて話しかけた。アイドルの力で私たちは繋がった。

「私、明後日退院なの」。その子が言った。何ヶ月も話さないまま同じ病棟で過ごし、初めて話した二日後に別れが訪れた。私は病室で、時間をかけてその子とマスコットが手を繋いでいるイラストを書いて、退院の日にプレゼントした。その子は目をまん丸くして喜んでくれた。

「これ、あげる」。その子はおもむろに筆箱からマスコットをはずし、私に差し出した。もちろん「そんな大事なの受け取れないよ！」とびっくりして返した。「これ作業療法で作ったんだけど、こんなのすぐ作れるから」。言葉通りもう一回作ることなんてないだろうと思いながら、私は受け取った。今でも私はそのマスコットをヘッドフォンケースに付けている。

ある病院は摂食障害の人が多く、痩せたいがために過活動な人が多く、患者たちがひたすら病棟をぐるぐる歩く光景が日常だった。私もイライラしたりするとその中に混ざってひたすら早足で病棟を歩いた。

私の主治医（女医）は厳しくてみんなに嫌われていて、下の名前で呼び捨てにされ、よく話のネタになった。ぐるぐる歩きながら、過食嘔吐のおばさんと話す。「今日タカコにさ、〝趣味を持ちなさい〟って言われた。バカじゃないの？ 趣味なんて持ててたら過食なんてとっくにやめれてるしょ」「それな」。アルコール依存だった私は過食の人とよく話が通じる。「スーパーに行く時本当に怖いのよ。自分がまたいっぱい買っちゃうんじゃないかって怖い」「私もお酒のコーナーの前通る時すっごいドキドキする。我慢しようとしても結局買っちゃうんだけどね」。

そのおばさんは「可愛いねえ。ほんと細くて可愛い」と私をよく褒めてくれた。「細くないよ」「細いよ」「見てみなよ」。手を出して手首を比べる。おばさんは明らかに私よりガリガリだった。「そっちのほうが細いじゃん」「そんなことないよ、そっちのほうが細い」。あぁこれが摂食障害って病気なのか、とボンヤリ思う。

今はそんな歳じゃないけれど、病棟にいると妹ポジションになりやすかった私が、唯一お姉ちゃんになって気にかけた子がいた。

その子は入院したその日の夜から、デイルームの椅子に体育座りをしてずっと電話していた。デイルームに出てくるということは友達が欲しいんだな、でも知らない人に話しかけるのが怖いんだな、寂しいんだな、と勝手に察した。

なんとなくこの子と友達にならなくちゃという気がして、話しかけてすぐに仲良くなった。「あたし友達いないんだよね。とこちゃんが初めての友達」。本当にその子のＬＩＮＥの友達は家族しかいなくて、本当はいけないけれどＬＩＮＥをすぐ交換した。「退院したら一緒に遊ぼ」と、原宿のかき氷を食べに行く約束もした。

その子の身の上話はどれもとんでもなかった。一五階から飛び降りて奇跡的に命が助かった。半年間拘束を受けたので××病院は最悪。そんなこともあるんだ、と受け入れた。「助かってよかった?」聞いてみると、「んなわけ。死にたいよ」。苦笑いしながら首を横に振っていた。

ある日「看護師の××に殴られた」と言われた。びっくりして、これは大問題だ、なんとかしなければと思って、私の担当看護師に「××さんにあの子殴られたみたいです」と報告した。長い付き合いの担当看護師は、「××さんはさすがに殴ってないと思うよ。本当は他の患者さんのこと言っちゃダメだけど、あの子大げさに言っちゃったりするところがあるの」。

虚言癖か。その子の話に嘘が混じっていたことを初めて理解した。でも私には何が本当で何が嘘なのか判断できないから、それからもその子の話はすべて受け入れた。

「××が虐待してくる！　こんな病院最悪だ！　もう退院する！」。その子の怒りは加速し、衝動的に退院していった。その子の「唯一の友達」のはずの私が「元気？」とＬＩＮＥしても既読がつくことはなかった。

大好きだったはずの友達

２回目の入院の時の話だ。デイルームで一目惚れした人がいた。紫の髪がすごく似合っていてかっこよかった。「髪めっちゃいいね。かっこいい」と同年代だと思って軽く話しかけたら、後から私のひと回り上だと聞いて心底仰天した。「発達障害あるあるらしい。若く見られやすいんだよね」と笑っていた。

その人と一緒に過ごす時間は青春を取り返したかのようだった。一緒にデイルームからＵｂｅｒでスタバを注文したこともあった。病院の玄関に立って、Ｕｂｅｒのお兄さんが来たら全力で手を振ってフラペチーノをゲットした。

任意入院だったその人は、強引に私の退院日に合わせて同じ日に退院した。「しょうわりで」。タクシーを呼ぶとその人は慣れた様子でそう告げ、障害者手帳を運転手にチラッと見せた。「障害者割引」だと認識するまで少し時間がかかった。そんなふうに手帳を使うんだと初めて知った。その足で商業施設に行きプリクラを撮った。「結婚しよ♡」。その人が好きすぎてそうふざけて落書きした。帰りはその人のSNSのフォロワーが車で迎えに来て、私も乗っけてもらって送ってもらった。

退院してからも大の仲良しだった。その人は売れないアーティストで、夜の仕事で生計を立てていた。いろんな悪い楽しみをその人にたくさん教わった。その人の家はゴミ屋敷で、床と言えるかわからない床で一緒にピザを食べ、夜になると物たちに埋もれた片隅の狭いベッドで一緒に寝ころんだ。白くて透明感のある傷だらけのその人の腕は美しかった。

旅行に行ったのが最後になった。旅行中のその人はやけに黙り込んでタバコばかり吸っていた。入院中は互いに二〇錠くらいの薬を飲まされていたけれど、その人はとっくに怠薬していたことに旅行中気づいた。調子の狂ったその人に振り回されるのに疲れ切って、空港で別れる時「もう会わない」と決めた。

しばらくしてその人の恋人だと名乗る人からSNSでDMが来た。家賃を滞納したまま引きこもり状態になってしまって対応に困っている、とのこと。「申し訳ないけど私にできることは思いつきません」。そう告げる。そもそもその人は頑なにアーティストネームを使っていて、本名さえ知らない関係だった。

壊れていることを許し合う仲間と

入院を繰り返したなかでも、一番楽しい瞬間が詰まっていたのはあの入院だった、とはっきり言える入院がある。

その時の病棟はデイルームに出てくるタイプの人が多くて、みんなで仲良くしていた。みんながいるのがわかっているから、朝ごはんを食べ終わったらデイルームに出て、夜、部屋に戻らなくてはいけない時間までそこにいた。何をしていたかはっきり覚えてないくらいには、みんないい歳してくだらないことをしてくだらないことを喋っていたのだと思う。学校の休み時間みたいだった。

でも、それぞれに閉鎖病棟に入れられる理由があった。私も自殺未遂で救急搬送されてそのまま緊急の強制入院だった。どっかが壊れているのを互いに許容していた。仲間が隔離されて「こんなのおかしい！」と叫びながらドアをドンドン叩いているのが聞こえてくれば、かわいそうだよねと共感したし、普段仲間の世話を焼いている人が、裸足で廊下に座って子供みたいに泣きわめいて看護師に何かを抗議していたら「大丈夫〜？」と慰めに行った。感情が高ぶった私が、自分を落ち着かせるために電気ポットの熱湯を腕にぶちまけた時は、赤く腫れたやけどを「だいじ、だいじ」と優しくさすってくれた仲間がいた。

私の希死念慮は強かったので、ある夜、病棟のトイレで自殺を図った。

看護師はすごい。私が部屋を出てから、病棟の廊下にあるトイレの滞在時間があまりにも長いことですぐに異変を察知した。トイレがノックされる。「開けて！　何かしてるでしょ！　開けないと、看護師さん開けちゃうよ！」。人が集まってくる気配がして、すぐにトイレの鍵は外から開けられて、私は引きずり出された。

退院が迫った日、ある人がコソッとこう言った。「私、部屋のドアいつも開けてるからね、とこちゃんが夜にトイレで死のうとしてたの、見ちゃったの。私はとこちゃんに絶対死んでほしくない」。

その人は保育士をしていて、折り紙が得意だった。くるくる回して子供が遊べるような、折り紙三枚で作るコマを私のために折ってくれた。デイルームで私の隣に座りながら、その人はコマ一面にありったけのメッセージを書いてくれた。「打倒！⇩飼い慣らすの」「猛獣使いになろうね！」。私たちは猛獣を飼ってるよね、という話をした。猛獣を倒そうとするんじゃなくて、うまい猛獣使いになれたらいいよね、と。「たいていのことは気のせい。くせ毛のようなもの」。その人はくせ毛を気にしていて、死にたいのだってくせ毛みたいな感じだよ、と言ってくれた。

「本の出版待ってるね」。これは、お題に答える遊びをやっていた時に、「本を書くならどんなタイトル？」というお題を当てられて、自殺未遂をネタにして『私は一〇〇回死にました』ってタイトルを答えた時の話。

「宇宙へ!!　コックピット、笑ったね」「飛びたくなったらコックピットへ」。その病棟のナースステーションは強化ガラスで一面覆われていて、ある日、あそこにいる医者とか看護師とかみんなロケットのコックピットの中にいるみたいに見えるね、って話したら、もうコックピットにしか見えなくなって、そこで働いている医療者たちがおかしく見えて、笑い転げていた時の話。

「生きろ！　そなたは美しい」「とこちゃんがいてくれてうれしい」「とこちゃんがいることが何より大事、どんなとこちゃんも大好き」。これほどストレートに私を受け入れてくれる人がいる。

私が退院する日、賑やかな病棟の仲間たちは、ロックのかかる自動ドアの前にわらわらと集まってくれて、一人一人とハグしてバイバイした。

足立区カルチャーピープル

自殺しようと、人の制止を振り切ろうとして暴れて警察から運ばれて措置入院（家族の同意もいらない、一番強い強制力をもった入院）になったこともある。そこは本当に古くてボロボロの病院だったけれど、やっぱりごはんは美味しかった。

その病院は足立区にあって、入院している地域の人たちには独特の雰囲気があった。人情味が溢れていてとてもフランクだった。

措置入院で全く外出できない私が、「お菓子食べたい〜」と一日目にして漏らすと、近くに座っていたおばあさんが「ちょっと待ってなさい」と言って部屋からスナック菓子を持ってきてデイルームで広げる。「いやいや、大丈夫。看護師さんに怒られちゃうよ」と私が遠慮すると、そのおばあさんは上目遣いで「あなた足立区民じゃないでしょ。足立区民は遠慮なんてしないのよ」と笑った。周りの足立区民たちは、「いただきます」とか言うでもなく広げられたスナックを黙って勝手に頬張り始める。「アイス食べたい〜」と言えば、作業療法中にポキッと半分に折られたチョコモナカジャンボが回ってきて、作業療法士の目を盗んで食べた。看護師も作業療法士ももちろん気づいているのだろうけれど、「見てませ〜ん」と言いながらデイルームを通り過ぎてくれるような、温かでユーモア溢れるスタッフさんたちだった。「誰かのお金はみんなのお金」で、どこから出てきたかよくわからない千円札を自販機に入れて、思い思いのジュースを勝手に買って、お釣りはどこかに消えていくのだった。

私はGADOROというラッパーの『クズ』という曲が大好きだ。お酒を一人で飲みながら何度リピートしたことだろうか。

「アルコールを浴びて今日も逃避する現実　偽った笑みの裏に隠された真実　一瞬の魔法　解き放たれた副作用　切れた瞬間が本当の素顔　今に見とけって何度、口にしただろうか　この街で弾かれた社会不適合者　ぼんやりと何時の間にか過ぎていく時間　また今夜も無駄に寿命を減らした」

「あなたはどんな歌が好きなの？」ともう七〇にもなるおばあさんに聞かれて、この曲をYouTubeで聴かせたら、「私、本当にこんな生活をしてたのよ」と目に涙を溜めていた。こんなに歳が離れていても、抱えている懊悩《おうのう》は同じなのだった。

おじいさんに「とこちゃんはいつ退院だ？」と聞かれて「明日の午後二時」と答えた。すると、退院日の二時に自室から出てナースステーションに向かうと、ナースステーションの前の廊下でそのおじいさんが座り込んでいる。看護師が「お昼ごはんの時から、あなたの退院を見送るって言ってずっとここにいたのよ」と笑った。二時間も待っていてくれたわりには、「元気でな」と握手だけを求められて、「○○さんもね」とひと言返してお別れした。

アジールを作る側に

ここ最近は、入院施設のある病院に通院したほうがいいという医師の勧めで、クリニックから大きな精神科病院に転院し、同じ病院でたびたび入院する生活になっている。そこでも大事な大事な仲間ができた。

「ストレートで東大行ってさ、看護師免許持っててさ、まだ若くて綺麗じゃない。そんな輝かしいのに、なんで自分で腕切っちゃって精神科病院行くわけ？ あなたは自ら茨の道を歩んでるよね」。

同じようなことを何度もいろんな人に言われ慣れている。でも、「東大」とか「看護師」とかいう仰々しい肩書きは、私から宙に浮いてふわふわと漂っているだけだ。私にとっては、物心ついた時から茨の道しかなかったのだ。茨に傷つけられボロボロになりながらも、茨に水をやったら花が咲くこともあった。でもそれでよかったね、じゃなくて、この先もまた茨の道が続いていくのだと私は思う。肩書きの私と茨の私は、私の中ではどちらも私だけれど、外からは相当な二重人格に見えるようだ。

でも、十数回精神科病院に入院を繰り返したからこそ、見える景色や立てる地平もある。それは決して綺麗な景色ではないし、良い立ち位置でもないけれど、この景色と地平に出会えたのは神様からの憎たらしいギフトだとも思う。

本当はどこの病院でも連絡先を交換するのは「トラブル防止のため」禁止になっている。でも、だいたい仲良くなったら連絡先は交換するし、私も何人もの仲間と連絡先を交換した。でも、未だに連絡を取っている人は数少ない。もう死んでいる人もいるかもしれない。わりとそう思う。死は私たちのすぐそばに存在している。うまく生きられない人、社会の隅っこに追いやられている人、そんな人たちに囲まれる入院生活の中でだけは、傷だらけで弱くて壊れた無力な自分でいられる。

社会に出て、背筋を伸ばして笑顔で爽やかに職場の人と挨拶を交わす。傷のある腕をカーディガンで隠して。笑顔の私は嘘をついているわけじゃない。でも、壊れた私はいつも嘘をつかなくちゃいけない。無力でいたいわけじゃない。でもいつも力を出せるわけじゃない。

アサイラム（収容施設）である精神科病棟の中には、弱さで繋がった仲間というアジール（避難所）がある。そのアジールは優しいけれど脆くて刹那的だ。私はこの先、これ以上のアジールを外の世界に見つけることができるだろうか。

精神科病棟を出た私は、外の世界にアジールを「探す」のに一生懸命になるのではなく、外の世界で自分と仲間のためにアジールを「作らなくちゃいけない」のかもしれない。いつも「死にたい」と自分は思う。でも、精神科病棟で出会った仲間たちには生きていてほしい。他人事ならそう思う。

6―生きるのが大変

飢えている。渇いている。私のこころはいつもこの渇望と、どうしたってこの渇望が満たされることはないという絶望でいっぱいである。広大な砂漠の中で迷子になって、水を探しながらも決して見つかることはなく、日差しと暑さが全身を刺して「痛い痛い」と嘆きながら衰弱していき、死んでいくのをただただ待っている。そんな感じ。だったらいっそ早く死なせてくれと切に願う。

この私の状態を、湯船に例えることがある。多くの人の湯船には、注がれたお湯が溜まっていって、その温かさと心地良さが無意識のうちに糧となって日々生きていける。ところが私の湯船はボロボロで、あちこちがひび割れている。いくらお湯を注がれても当然溜まっていかない。だから渇いている。湯船はたぶん、子供時代に大人から無償の愛情をたっぷり与えられることで、ひび割れることなく綺麗に完成する。私は子供時代、大人から愛情よりも恐怖と不安ばかりを投げ込まれたので、綺麗な湯船が出来上がらなかったのだ。私はもう大人になってしまって、無償の愛情をシャワーのように浴びることのできる子供ではなくなってしまった。パートナーと愛情を交換したり、子供に愛情を与えたりする側の大人だ。だから大人になってからでは湯船のひび割れを修理することなどできないと思っている。

蛇口からは、他者からの承認というお湯が注がれて、本来なら自信が育っていく。お湯は、今までいろんな人に注いでもらった。「頭がいいね」「頑張り屋さんだね」。そうやって学校の先生や塾の先生が褒めてくれて、東大に入って、看護師資格を得て、社会的な承認も得られた。お湯には恵まれたほうだ。

でも、そうやってせっかくたくさんお湯を注いでもらっても、ひび割れた湯船では全部漏れてしまって何も溜まらない。「生きていてもいいんだ」という生きる上での最低限の自信すら溜まっていない。

湯船の修復を期待する

渇いているのが苦しくてたまらないから、湯船のひび割れを修理してくれそうな大人の存在を無意識にずっと求めてきた。

小学三、四年生。優しくて面白い担任の先生にピッタリとひっついていた。休み時間になれば、宿題をチェックする先生の机の横からずっと離れなかった。テストをクラスで一番速く解いて真っ先に提出し、先生の机の横にある小さなソファに座って先生を独占する時間が幸せだった。お母さんになってほしいと思っていたからか、時々「ママ」と間違えて呼びかけた。

小学五、六年生になると担任が代わり、相性が合わなくなってしまった。すると今度は問題行動を起こすようになった。授業中にお菓子を食べる。授業中に抜け出して屋上に行く。先生の私物を窓から投げる。クラスメイトに暴言を吐き暴力を振るう。私は学級崩壊を引き起こし、クラスにはよくスクールカウンセラーが来るようになったし、校長室に呼び出されることもあった。無意識だったけれど、あらゆる大人の目を引くことに成功した。

中高一貫の進学校に進学すると、周りは「良い子」だらけで、私もそれに順応しようとする一方で、やはり先生の気を引きたい気持ちは変わらなかった。中学一、二年生は、ピエロみたいに授業中騒いでふざけ倒して怒られたり、授業中に携帯をいじったり漫画を読んだりしては没収されて怒られたり。その頃までは、「怒られる」という手段でしか大人の気を引くことができなかったのだと思う。

中学三年生になってどんどん内向的になってくると、勉強内容に関する好奇心が強いほうだったというのもあるが、今度は勉強に関する質問を放課後何時間もして先生たちを離さなかった。先生から勉強熱心なことや、良い質問をすることや、良い視点を持っていることを褒められ続けていないと生きていけなかった。

高校一年生からは精神的不調が顕著になり、不登校がちになり、やがて保健室登校になった。すると心配する先生たちから愛情をかき集めることができた気がした。朝学校に行かず、先生から携帯に「起きてる？　今どこにいるの？」と電話が入ると嬉しくてたまらなかった。保健室で寝ている時に担任の先生がお見舞いに来てくれると、先生が長居してくれることを期待した。そもそも私が精神的不調をきたしたのも、無意識のうちに先生の気を引きたかったからかもしれない。

でも、学校の先生は、もちろん私一人のための先生ではない。先生たちを親代わりとして独占したい気持ちでいっぱいだったけれど、それは絶対に叶うことのない願いだった。先生たちからは温かなものをもらって卒業したけれど、先生たちとは「卒業」というはっきりとした別れの訪れる関係性であり、親代わりを求めるのは諦めるしかなかった。

先生の次に、湯船のひび割れの修理を期待したのは医療者だった。入院した病院内で自傷したりして、看護師や医師の愛情が得られまいかと期待した。でもその先に待っていたのは、隔離・拘束・強制退院といった懲罰のようなものばかりで、結果的には怒られて大人の気を引こうとした昔と何ら変わらない構造を招いただけだった。

こうして修理は失敗するばかりで、湯船のひび割れはもう誰にも治せないのだと私は悟り、諦めた。だから私の人生からこの渇きの苦しみが消えることはない。私はこのひび割れた湯船とお湯の枯渇と、一生添い遂げるしかないのだ。

確かなものを探して

「基底欠損」。マイケル・バリントという精神科医が作った概念だ。この言葉を初めて耳にした時、その正確な概念を知る前に「私のことだ」と思った。基本や基盤が欠けている。底が抜けている。

ふつうの人は、当たり前のように安定した地面の上に立って、地面のことなど気にすることなく活動することができる。ところが私の場合、例えるなら東京スカイツリーのガラス床が薄い氷でできていて、滑って転んで氷が割れればいとも簡単に地上に落下してしまったり、荒ぶる海で小学校のプールで使う浮き島の上に立たされていて、少しでも重心がずれればいとも簡単に溺れたり、といった感じだ。いつも不安定で不確かな床の上で恐る恐る立っては床が崩壊してなくなってしまう。

多くの人が無意識に頼っている「確かなもの」「信頼できるもの」、それがなく、ぐらぐらしている。深く考えることなく無条件に信じられるようなものがない。それは人によっては親からの愛だったり、パートナーからの愛だったりするかもしれない。けれども私は自分のこころの中に確かなものもなければ、周りの人や周りの世界にも確かなものを見つけることができない。

足元がぐらつくのをなんとかしようと、必死に確からしい何かにしがみつこうとする。それは、ある時は勉強であった。勉強して学歴を手にすることで、溺れそうな海の中で浮き輪を手にしたかのような気がした。ある時はお酒であった。お酒を浴びるように飲んでいれば、東京スカイツリーから落っこちようがふわふわとパラシュートで漂えるような気がした。

「人」は不安定なものだとわかっているから、「人」にしがみつくことはもうできなくなった。「人」ではない何かにしがみつき、それに自分が「囚われている」と感じると安心できた。でも同時に、常に何かに囚われていないと生きていけないのは、縛り上げられるような切迫感と焦燥感もある。

かと思えば、どうせ足元がぐらついているのなら、もういっそ海底まで沈んで溺れ死んでしまえ、もういっそ東京スカイツリーから自ら飛び出してしまえ、という気持ちになることもある。自分のことも周りのこともどうなってもいいや、という投げやりな気持ちである。実際、突然何もかもがどうでもよくなって、遺書も書かずに首を吊ったこともある。

今文章をこうして書いていて、もう編集者さんに何章か提出したけれど、そういうのも全部ボツになってていいから今すぐ死んでしまえ。そのくらい投げやりな気持ちも常にこころの片隅にある。この気持ちが不意に昂じた時、私は死ぬのだと思う。

病院は安らぎ

精神科の入院から退院する日が決まった時、入院仲間は小さく拍手をしながら「おめでと〜」と小さな声で言う。「ありがとう！」と元気よくは返せない。「うん」と小さく答える。すると入院仲間はこう言った。「精神科の退院ってさ、おめでとうって言っていいのかよくわかんないよね」。同感だ。「精神科ってさ、入院すると退屈だし自由がきかないから退院したくなるけどさ、退院したらしたですぐ戻ってきたくなるよね」。私も含めて何人もの人がそう言う。「病院にさ、コンビニがあってさ、自由に病棟から出入りできるとしたらずっと入院していたい」。

精神科病院の外、すなわち社会の中や家庭の中に、人それぞれ何かしらの生きづらさがあるのだ。だから、行動の自由に大きな制限を受けてでも、病院の中で安らぎを得ている自分がいる。

私は周りの人たちに対して体面を守ることが得意である。どんなに鬱がひどくても、笑顔を作って仕事に行くことができる。前日に自傷で救急搬送されていようが、仕事にはなんとしてでも行く。人前で精神的不調をきたして涙が出ることなんてない。

高校もほぼ保健室登校だったけれど、周りの友だちは明るくふざける私が精神的不調で保健室にいるとは思わないから、「遅刻王」「サボり魔」ということで通っていたし、自分でもそれでいいと思っていた。自傷痕を見られたくなかったから、着替えのある体育や水着を着る水泳はすべて休んだけれど、「着替えるのダルいから見学する」で通っていた。

長期入院をせざるを得なくなって初めて周りに自分の病気を開示するようになったけれど、それまでは自分が病んでるなんて親友にも言ってなくて、病気のことを喋れるのはネット上の人だけだった。隠してきた時間が長かったから、嘘も、愛想笑いも、こころのスイッチを「無」に切り替えるのも得意なのだ。

家に帰れば、真っ黒な感情と胸を押さえ付けられるような感覚がどっと湧いてきて、些細なきっかけでフラッシュバックを起こす。生活なんてできたもんじゃない。酒を飲んで自傷をして、希死念慮を紛らわす。

そんな私にとって、強制的に「仕事ができない状況」「自分の感情をすごいエネルギーでコントロールしなくてもいい状況」「生活を自ら行わなくていい状況」、それが訪れるのが入院だ。入院が決まる時は体面を崩す恐怖が大きすぎて反発するけれど、一度入ってしまえばその状況は私に大きな安心と解放感をもたらす。退院して社会の中に入った時、入院での安心と解放感を切なく思い出す。

人生は重たい

看護学生の時、老年看護学の授業で「自分の死生観を絵にして書いてくる」という宿題が出て、私は下のような絵を描いた。

生まれたての赤ん坊に、神様は大きな大きな重たくてたまらない重石を天から落としてくる。その重くてたまらない重石に潰されそうになりながら、背負って歩いて死んだ時にやっとその重石から解放される。死なない限り重石から解放されることはない。人生は重たい。

一生癒やされることのない渇きと、ぐらぐらとした地面と共に生きていくのは生き地獄だ。「生まれてきて良かった」と思うことはこの先もないと思う。それは、実家で過ごした地獄の日々、それによって負った精神疾患に悩まされ続ける日々が、どんな幸せをも圧倒してしまうからだ。人生にプラスとマイナスがあるならば、マイ

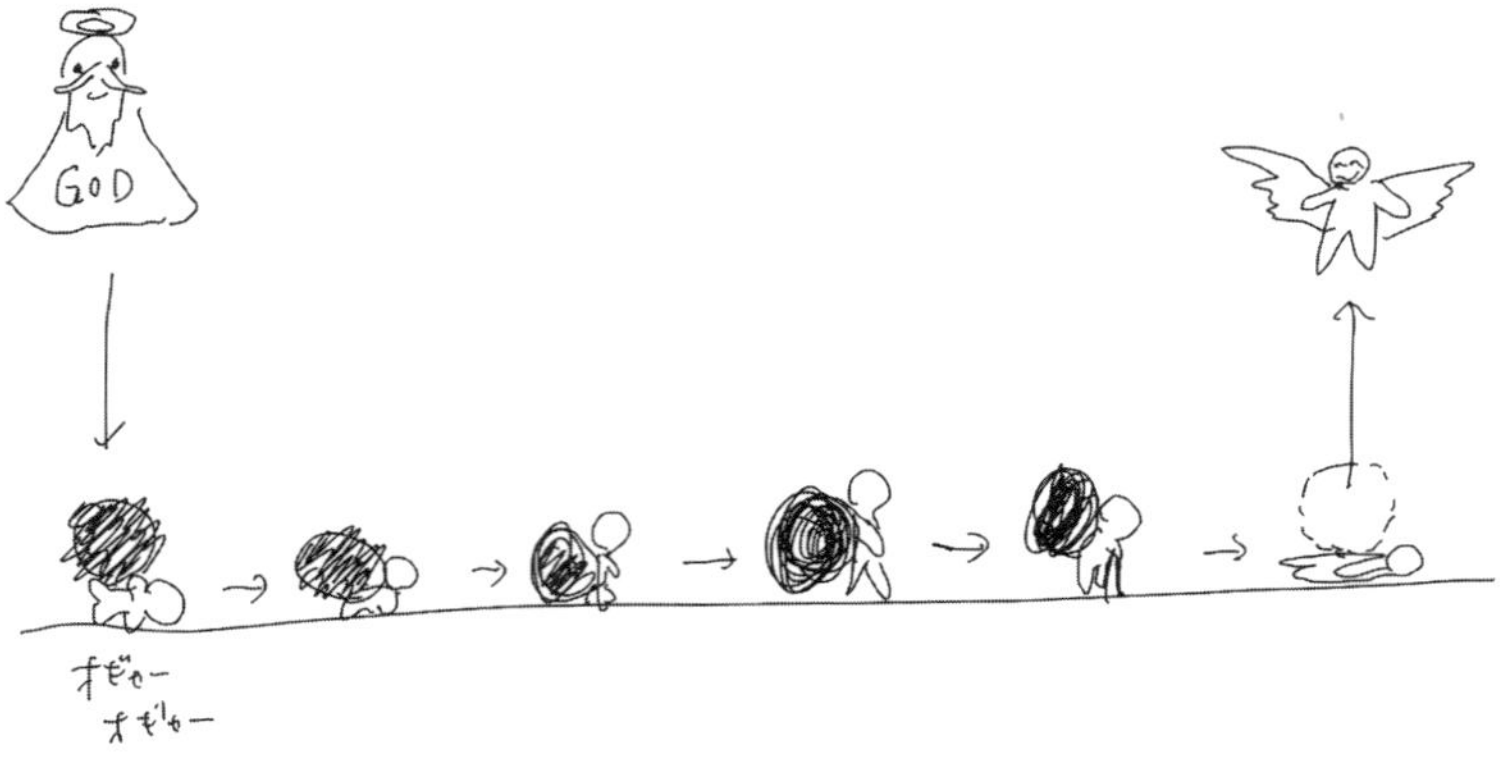

ナスが無限大に発散していて、どんなにプラスを足し合わせても、プラマイはマイナスなのだ。どうしたって、生きるのはつらいのだ。

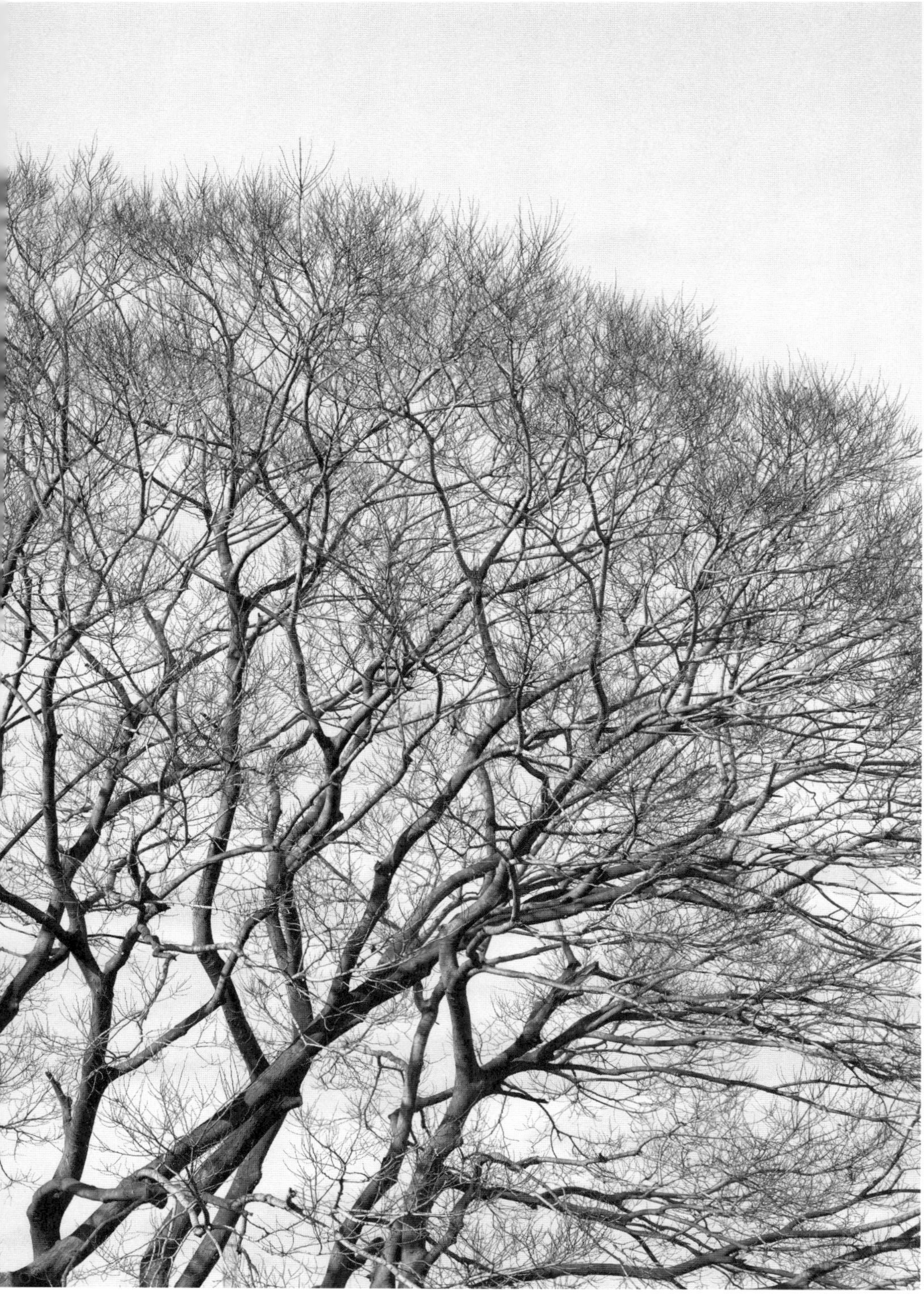

Ⅲ部 家族曼荼羅

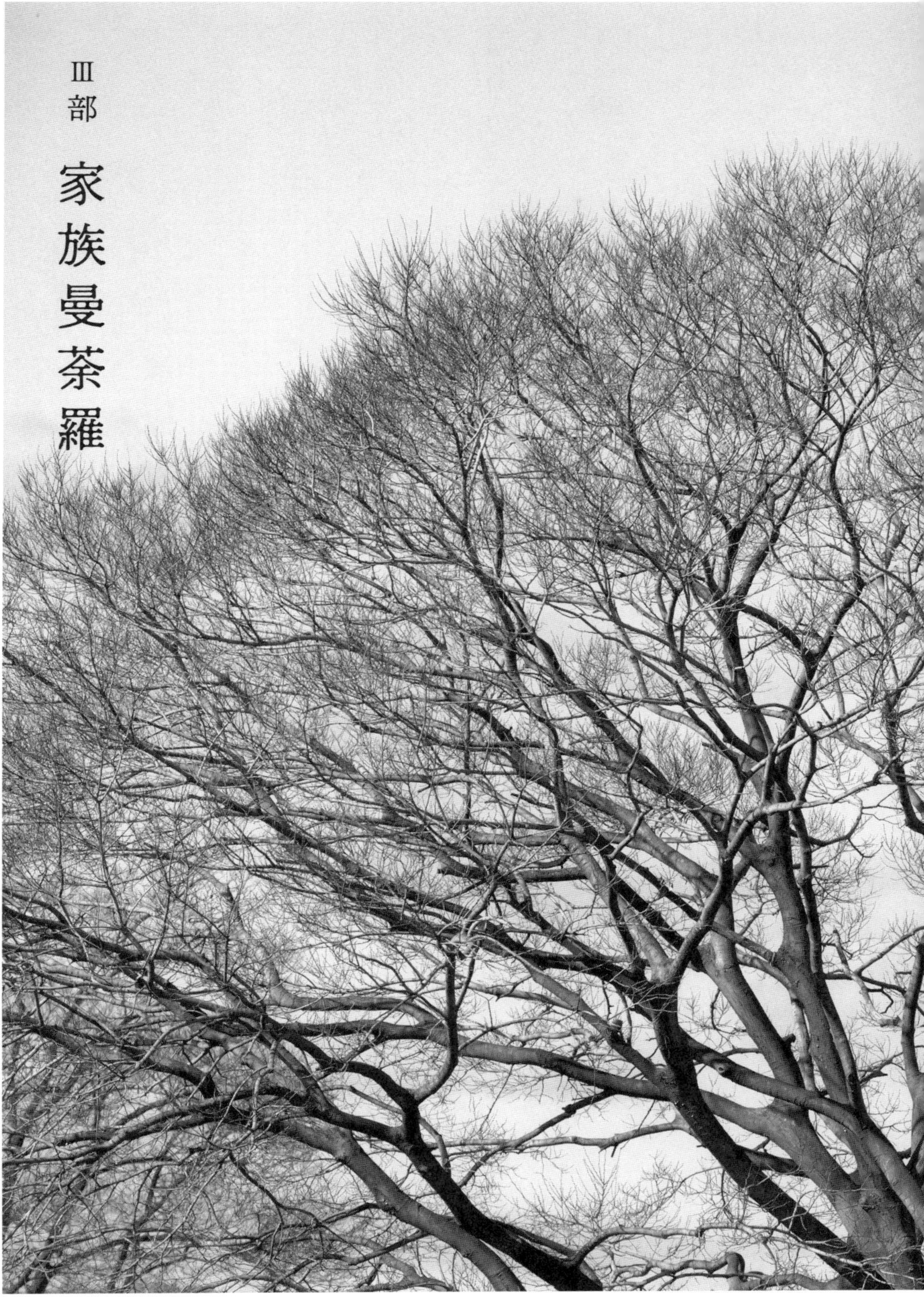

7 不安定な母——爆発と優しさ

「どうしよう、息を止められない」。こっぴどく叱られたあと、入れられた洗濯かごの中で過呼吸気味になって泣きながら、自分の呼吸が止められないことを心底怖く思った。手で鼻と口をぎゅーっと塞いでみる。これで息が止まらないかな。我慢しても苦しくなって、結局手を顔から離してぷはーっとしてしまう。ドキドキと鼓動する心臓を感じながら、「私は生きていて、生きているのを止めることができない」という発見が怖くて怖くてたまらなかった。

これはたぶん三歳くらいの頃だ。生きていること、これからも生きていかなくてはいけないことへの恐怖でいっぱいになった。

予測不可能な爆発

だいたい四回に一回。母のお叱りのうち、それが爆発になる割合だ。私たち兄妹が外遊びで泥だらけになって帰ってきて床に泥が付いたとか、四時四五分に団地のチャイムが鳴ったら家のすぐ前にある公園から帰らなくてはいけない約束だけど四時五五分に帰ってきたとか、風邪をひいたとか、そういう母にとってアンハッピーな出来事は日々起こる。「すぐお風呂に入って全部流しなさい！」「チャイムが鳴ったら帰る約束でしょ」「私が上着着て行きなさいって言ったのに言うこと聞かないから風邪ひいたのよ」。だいたいはそれくらいの小さなお叱りで済む。しかし小さなお叱りが続くとだんだん不安になってくる。最近爆発が起きてないな、そろそろ来るかな……。

母の爆発は、特別な悪さをした時に起きるのではない。いつもと同じほんの些細な出来事でも、普段から蓄積した鬱憤が母のこころのキャパシティを超えた時に突如起こる。同じことをしても母の具合によって怒られ方が違うので、予測不可能なのだ。

外遊びから帰ってくると、いつもは開けっ放しのドアの鍵が閉まっている。ドン、ドン、ドン。ドアを叩く。「とーこだよー、ただいまー！」。返事はない。帰ってくるのが一〇分遅かったせいで締め出されたのだ。ドン、ドン、ドン、ドン。泣きながらドアを叩き続ける。「入れてーー!!」。ドアが数センチほど開く。「うるさい!! 静かにして!!」。バーン。金属製のドアが耳に響きながら閉ざされる。団地に住んでいたから音はそこらじゅうに筒抜けのはずなのに、助けてくれる近所の人は誰もいなかった。

家の中から締め出されることもあった。母は泣きながら叫ぶ。「どうして言うこと聞かないの！ 言うこと聞かない子はうちの子じゃないから出てって！」「嫌だぁー、ごめんなさいー」。泣きながら謝っても無駄だ。体を引きずられて玄関の外に放られる。兄と二人して締め出されることが多かった。

キリスト教系の幼稚園に通っていた私たちは神様を信じていて、兄と一緒に締め出された時は、泣き続ける私を兄が「神様にお祈りしよう」と言ってなだめてくれることもあった。「神様、罪をお許しください。ママが許してくれるようにお願いします、お願いします……」。一生懸命お祈りした。幼稚園児なりに知恵を働かせて、兄は家のチャイムを鳴らしながら「宅急便でーす！」と母をだましてドアを開けてもらおうとしたりもした。もちろん数センチドアが開いて「うるさい!!!」と言われてまたバーンとドアを閉められるだけだったが。

小学校中学年くらいにもなると、学習して「出てって！」と言われた時点で上着を着て靴を履いて泣かずに出ていくことを覚えた。団地特有の、ドアのすぐ横のコンクリート造りの冷たくて固い階段に座って時を待った。おそらく母は自分のしたことが父にバレないように、父が家に帰ってくる直前になって「入りなさい」と言ってドアを開けてくれるのだった。

母はいつもせかせかと急き立てられているようで余裕がなかった。団地の子供達に居間のアップライトピアノでピアノを教えていた母は、ピアノを教える時間が始まる前にいつも気が狂ったかのように掃除機のヘッドを壁にぶつけてガンガンとひどい音を立てながら掃除機をかけた。

そのヘッドは私にも向けられた。せわしなくいろんな場所を掃除するので、部屋の隅から隅へと体育座りで移動したりするのだが、「邪魔！　邪魔！」とヘッドは私へと向けられ、どつかれるのだった。幼い頃は自分の体が掃除機に吸い込まれてしまうのではないかと恐怖に怯えた。今でも私は掃除機が苦手で、家にはクイックルワイパーしかない。

ちょっとした嫌がらせもあった。居間の隣の部屋で遊んでいて、「ご飯だよー」と声がかかってから片づけが五分、一〇分で終わらないと、「まだ遊んでたいんでしょ」と居間とのあいだの襖を閉められご飯がもらえなかった。ご飯がもらえないというのは幼い子供にとっては生きるか死ぬかの深刻な問題であった。この時から食べ物に対する妙な執着が生まれ、隠れ食いや盗み食いはずっと続いた。

母の気に入らないことをした兄の場合、「ママのことがいらないんでしょ、だったら自分で全部やりなさい」と、兄の服だけ洗濯されないこともあった。私は洗濯かごに残された兄の服を見て、私が何かしてあげたいけれど、でも何かをいじってしまったら母に何をされるかわからないから何もやってあげられない、という罪悪感に包まれた。

謎のこだわり

母には謎のこだわりもあった。今となっては何の薬だったかわからないが、「病気を予防する」という白い大量の粉末を毎日、インスタントコーヒースティック四本分くらい飲まされていた時期があった。水と一緒に飲んでもとにかく粉っぽい上に、不味い乳酸菌飲料のような味で、飲むのにとても苦労した。大量の粉を口に含んだ瞬間むせてしまい粉を畳に撒き散らしてしまうこともあれば、不味さのあまり喉を通らずそのまま戻してしまうこともあった。すると母は「なんで飲まないの！」と激昂し、「自分で掃除しなさい！」と言われて畳を一生懸命ウェットティッシュで拭くこともあれば、お決まりの掃除機を持ち出して私をどつくこともあった。

今日もちゃんと飲めるかな、と毎日毎日不安だった。そんななか、私は風邪をひいてしまったこともあった。風邪であることを母に一生懸命隠そうとしたけれど、あまりにも鼻水が出るのでバレてしまい、「薬を飲まないからよ！」と、病気になったことをその粉を全部飲めない私の責任にされて叱られるのだった。子供が病気になると母は機嫌をひどく損ねるので、病気になるのが怖かった。


母は、私の「不機嫌な顔」を嫌がった。私は全く不機嫌なつもりはなく、ふつうの顔をしているはずなのに、「なんでそんな不機嫌な顔してるの。そんな顔してると周りの人を不幸にするよ」と常々言われた。そして、不意に私の頬を引っ張って無理やり笑顔を作らせようとしたり、鏡の前で「笑顔の練習」をさせられたりするのだった。私は自分の感情と自分の表情の結びつきを失ってしまい、どんな時に笑うのか、どんな時に笑っていけないのかがわからなくなってしまった。

学校に行けば怒られている時に無意識に笑ったりしてしまい、余計に怒られてわけがわからなかった。こころの機微を気にしなくてはいけない思春期になった頃に、人のことをよく観察して、どのような場面でどのような表情を作ればよいのかを学んで真似するようになった。

優しい母の思い出

かといって、母がいつも鬼のような人間なわけではなく、母からしたら愛情を持って一生懸命子育てをしていたのだと思う。

私が兄と違い「女手」だったからか、兄が手伝いをやりたがらなかったからか、私は家事の手伝いをよくさせられていた。「お兄ちゃんは遊んでるのになんで私は手伝わなくちゃいけないの」と、兄との不公平に対する不満を時々爆発させたけれど、母と二人でスーパーに行ってお買い物する時間、一緒に料理を作る時間は、家族四人揃うとたちまち現れる緊張感から解き放たれて、自由に話せる時間でもあった。

料理は幼稚園の頃から、子供用のまな板と包丁を買ってもらって仕込まれた。二人で狭いキッチンに並んで料理を作る時間は、楽しかったことも嫌だったことも素直に話すことができた。

優しい母の思い出もたくさんある。私は母のつける香水の匂いが大好きで、緊張することや嫌なことがある時は、その高級な香水を私のハンカチにつけて、「お守りだよ」と持たせてくれた。私が二十歳になった時、母は成人祝いに同じ香水を私にくれて、今でも大切に使っている。

母の変顔も好きだった。母が機嫌のいい時は、「あの顔やって！」とせがんでは変顔をしてもらい、いつも笑ったものだった。あの顔はもう一五年以上見ていない。

小学生くらいまでは、母の誕生日にはバースデーカードを必ず作ってプレゼントした。「ママ、大好き」と何度書いたことだろうか。それだけ母のことが好きだったからこそ、幼い頃から私が精神疾患を患うまで続いた母の仕打ちはこころにこたえた。

私のせいで病気になった……？

母はいろんな意味で弱かった。「頭痛い」「お腹痛い」「ちょっと寝かせて」と母が言うと、私は幼稚園の頃からいそいそと座布団を二枚持ってきて畳の上に並べ、枕を置き、母が横たわると上にタオルケットを優しくかけて、時々母を撫でた。そんな時の母はちょっとでもつつかれたら壊れてしまうかのような存在で、儚くて、頼りげなかった。

小学校三年生。もうなんで怒られたのかは覚えていないけれど、母は泣きながらヒステリックに怒った後、私にこう言った。「塔子がこうやってストレスをかけるから、ママは死ぬかもしれない病気にかかったんだよ」。

固まった。私のせいで母が死ぬのかもしれない。「私のせいで母が死ぬなんてことが起きるはずがない」と思えるほどの思考が育っていない小学三年生には重たすぎる言葉だった。

病気の名前は教えてくれなかったけれど、母が通院する時に持っていくバッグの中身を盗み見て、どうやら「がん」だということがわかった。母は入院した。お見舞いに行った先は、「癌研有明病院」で、私は「癌」という字が読めたから、母はがんであることは間違いないようだった。

母が死ぬかもしれない。それは、私にとって自分の命がなくなるかに等しいほどの恐怖でもあり、同時に「ママが死んだらママに怒られるのから解放されて、『お母さんが死んじゃったかわいそうな子』として周りの大人にチヤホヤされて幸せかもしれない」という罪深い期待も芽生えた。

小学五年生の時、母は再入院した。その頃にはもう料理も洗濯も掃除も何もかもできるようになっていて、家族の中で一番年下にもかかわらず女手として家事を一手に担った。私は自分を家族の中で一番弱い奴隷のような存在だと感じていた。小学校から帰り、スーパーに買い物に行き、家族の分の夕食を作り、自分の塾用のお弁当を作って塾に出かけた。

スーパーで「偉いね～」と知らないおばあちゃんに一度声をかけられたことがある。私が一人孤独に家庭を支えていることを誰も知らないというやるせなさを少し救ってくれる言葉だった。勉強ができることや問題行動を起こすことで、学校の先生の目を引くことはできたけれど、人知れず家庭で頑張っている自分を見てくれたのは、その知らないおばあちゃんくらいだった。

高校生になってから母に打ち明けられた。「毎日『死にたい、死にたい』って思ってたら本当にがんになったの。でもいざ死ぬかもってなった時に、子供を残して死ねないって思った」。それを聞いた時、「ありがとう」とは言えなかった。母の「死にたい、死にたい」は、いろんな形で私を追い詰めていたし、母があの時亡くなっていたら、それからも続いた地獄の日々もなかったかもしれないと思ってしまったからだ。

母には、子供を守り育てられるだけの精神的な力が不足していた。それは母のせいではなかったけれど、私たちは互いに理解し合うのに二〇年以上かかってしまった。

8 ― 私は母の母

物心ついた時から母は父への愚痴や悪口を言っていた。父の酒癖にまつわる愚痴、父の母親への仕打ちに対する愚痴、父の人間性に関する悪口……。それを聞かない日は、父のいる休日以外になかったように思う。

父は悪者

あまりにも聞きすぎていたので、もうどんな愚痴や悪口があったか記憶は定かではないが、父がいない時の母はとても辛辣だった。母と一緒にいる時は、私も父の悪口を言わなくてはいけないような気がして母に同調して言ったし、実際それだけ悪口を聞いていると父のことがだんだん極悪人のように思えてくるのだった。

家では、酒豪の父がビールもワインも日本酒もウイスキーも常にストックしていた。ビールに至っては、何十本と入った箱を生協で定期便のように箱買いしていた。父が毎晩晩酌するのに母は必ず付き合わなくてはならなかった。母は、父が毎晩のビールのせいで太っていることや、健康診断で肝機能の悪化を指摘されても断固として病院に行かないことを、昔はよく批判していたように思う。私もそれに乗じて、父が体重計に乗ると、平均的な体重も知らないのに「太ってる！」と指摘したり、アルコールが止まらない父に「飲みすぎ！」とビールの缶を取り上げたりするのだった。

父に時々甘えつつも、父が悪者なのだという刷り込みが完了した頃、私は父の飲酒を注意することをやめた。「父が肝臓を悪くして早死にすれば、私たち家族は幸せになれるのだ」と思い込み、父がお酒を飲みすぎて早死することを願ったからだ。

気がつけば、母も父の飲酒を全く指摘しなくなっていた。ある日母は言った。「お酒飲むの、注意するのやめたんだよね。あの人が早くお酒で死ねばいいと思って」「私もそう思って言うのやめてた」。私は母と全く同じ思考回路を持つようになっていた。

小学校の中学年の頃だろうか、父に叱られて泣いている私に、母がどこかのウェブサイトをプリントアウトした紙を見せてきた。「モラルハラスメントを受けた子供の特徴」、そんなタイトルだったと思う。そこには子供の良からぬ特徴が列挙されていた。モラルハラスメントという言葉がまだ浸透していなかった頃だ。

「これ××さん（近所の人）が教えてくれたんだけどさ、父みたいな人ってモラルハラスメントって言うんだって。塔子、これにすごく当てはまってると思わない？」。有無を言わせない言い方だった。

母は「モラルハラスメント」というレッテルによって「父は世間的にも悪人なのだ」という私の同意を勝ち得ようとしているかのようだった。

私はかわいそうな犠牲者のステレオタイプに当てはめられ、母の父に対する毎日の悪口は「モラルハラスメント」という言葉を作った誰かによってすべて正当化されるのだった。

父との仲を引き裂く母

小学校五年生まで父と一緒にお風呂に入ることがあった。父に誘われれば何とも思わずに入っていただけだった。父はお風呂のイスに座って、体の小さかった私をお姫様抱っこのように腿の上にのせた状態で、「赤ちゃん洗い」といって髪を洗ってくれるのだった。それは私にとって無邪気に父に甘えられる時間であり、楽しみだった。

ところが、小学五年生のある時から、母は突然「父は塔子の体を見てるよ」と言い出した。当然一緒のお風呂は「父と入るなんて気持ち悪い」と言われて禁止になり、それまで閉めていなかったお風呂の前のカーテン（極狭団地には「脱衣所」なんてものはなく、母が自ら突っ張り棒を吊って、お風呂の前にカーテンを引けるようにしていた）を必ず引くように命じられるようになった。

朝になってパジャマから着替える時も、今まで閉めていなかった襖を閉めて隠れて着替えるように言われ、閉め忘れていると母が「父が見てるよ」といって閉めにきた。

父が私を性的な目線で見ていたのかどうかは今でもわからない。母にとってそのことを感じる決定的な何かがあったのだろうか。母のその対応は、第二次性徴が始まっている自覚の乏しかった私に「自分の体は隠されるべき嫌なものなのだ」と、変化していく自分の体に対する嫌悪感と罪悪感を植え付けた。

母はどこか私に嫉妬しているようにも感じた。「塔子は父と一緒に洗濯物を洗われるのを嫌がっている」「塔子は父の後にはお風呂は入らないと言っている」と、私が全く言っていないことを父に吹聴するようにもなった。

この頃から私と父の仲は母の手によって徹底的に引き裂かれたのだった。私は自分の感情がわからなかった。母の言う通り、私は父に対して男親に対する嫌悪のようなものを感じ始めたのかもしれないけれど、それは母によって作られた感情かもしれなかった。同時に、私のことを徹底的に母の味方に引き入れようとする母に、異常さも覚えていたような気がする。

「死ね」のメッセージ

中学二年生になる頃、2DKの極狭団地から引っ越しすることが決まった。住んでいた団地が当時で築四〇～五〇年で、地震が起きれば天井や壁にひびが入るほどボロボロだったので、取り壊しが決まったのだ。団地の住民たちは一人残らず引っ越しを余儀なくされることになった。

どんな家に引っ越すかに当たって、私の両親は真っ向から反対の意見を持っていた。母は、近所付き合いを続けるため郊外にある今の団地の近場の一戸建てがいいと言い、父は通勤が楽な二十三区内のマンションがいいと言ったのである。団地の子にピアノを教え、それを通じて団地の住民たちと交流をする以外の人間関係を制限されていた母にとっては、取り壊される団地の近所に引っ越すことが人間関係を保つ上でなんとしても重要だったのだ。半年間くらいだろうか、毎晩毎晩引越し先を巡って両親が対立した。

引っ越しを巡るいさかいが始まった頃から、私は学校に帰ってきてから父が帰ってくるまでの本当に全時間を、父に対する悪口を聞くことにつとめなくてはいけなくなった。止まらない父の悪口は、すべて私自身に刺さった。というのも私は、「塔子は父に似ている」「塔子は父に似ているから将来あならないように気をつけてね」と言う言葉を、幼い頃からずーっと母に言われ続けてきた。だから父の悪口はそのまま私に対する悪口でもあった。

自分のアイデンティティに悩む思春期、私にとって自分の遺伝子の半分が父の遺伝子でできていることは深刻な問題であった。母の「父が死ねばいいのに」という言葉はそのまま「塔子が死ねばいいのに」という言葉であった。もっと直接的に、「子供がいなければ離婚できたのに。あんたたちを産まなきゃよかった」と言われることもあった。「死ね、死ね、死ね……」というメッセージが毎日何時間と降りかかってきた。

私は、幼い頃からの怒られている時の癖で、覚えている限りの円周率を何百桁と頭の中で繰り返し唱えたり、身の回りにあるものを凝視したりして、なんとか母の言葉を耳に入れまいと努力した。「うんうん」「そうだよね」「確かにね」「それはひどいね」と、いいタイミングで自動的にいろんな相槌が打てるようになった。

そうして必死に防御しても、その盾をすり抜けて、文字通り言葉のナイフが毎日心臓に刺さるようだった。幼い頃に受けた身体的暴力よりも、この日々のほうが何億倍もつらく、私のこころをめちゃくちゃに破壊した。

防音室で聞こえる声に

父は、毎晩母が泣いて屈服するまで自己主張し続け、結局「買うのは俺だから」と父の意見がすべて通り、私たちは二十三区内の3ＬＤＫのマンションに引っ越しが決まった。この頃の母と言えば、夜中に汚い台所の隅の生ゴミのゴミ箱の前にしゃがみこんで「もう死にたい」と弱々しく泣いていた姿が目に焼きついている。不憫には思ったものの、母を慰めたりして父に母の味方だと思われるのは怖かったので、ただ眺めるしかなかった。

当然、子供の意見など聞かれることもなかった。母の前では母に共感的に接して慰め、父がいる時は母の味方だと思われたら父に何をされるかわからないので、「私はなんでもいい」としか言わなかった。兄のほうは私よりも自己主張がうまく、兄は広くて窓のある自分の部屋を獲得した。私のほうは両親のいさかいの重圧に負けて何も自己主張できなかったので、気がつけば私には窓のないいわゆる「納戸」と呼ばれる小さなスペースがあてがわれていた。

その上、私の部屋に母のピアノが置かれることになり、納戸の天井から床も含めて四方八方防音の吸収材が貼られ、ひと回りもふた回りもさらに小さくなったスペースに、入口には防音の二重サッシ、といった極狭の劣悪な防音部屋になった。やはりそういうしわ寄せを食らうのは家族で一番弱い者なのである。

部屋に窓がないので昼夜の区別がつかず、朝起きられないため昼夜逆転が進み、どんどん不登校気味になっていった。防音室にずっとこもっていると耳の調子もなんだかおかしくなるようで、両耳から高さの違う耳鳴りがずっとしていて頭がおかしくなりそうだった。

眠ろうとすると、テレビで耳にする犯罪者の加工された音声のような低い機械っぽい声で「起きろ起きろ起きろ起きろ」と幻聴が聞こえるので、それをごまかそうと防音室なのをいいことに、夜中も爆音で音楽をかけてしのぐのだった。

殺意の向かう先は

引っ越しを巡るいさかいに続き、以前より広いマンションに住むようになったことを機に、両親は本格的に家庭内別居を始めた。両親が会話することは一切なくなった。両親の交流と言えば、母が「生活費をください」と嘆願のメールを出すこと以外になかった。

私は家族の感情を刺激したりして、この張り詰めた空気をひび割れさせることのないよう常に気を張っていた。どうしても必要なこと以外話すのを完全にやめ、無表情を保ち、歩く時はつま先立ちで音を立てないようにした。私は私の存在感をとにかく消そうとしていた。

中学生の時、家族の絶望的な状況が苦しくてたまらなくて「家族を殺すか、自分が死ぬか」と四六時中考えていた。一四歳未満だと人を殺しても刑事責任が問われないことを知っていたので、一四歳になる前に家族を殺しておこうかとずっと迷っていた。

父がすべての悪の根源だと母に刷り込まれていた私は、「殺しておく」といった理性的な判断より先に、父に対しては衝動的に殺意が湧いてしまうのだった。父の背中が見えると「今、背中を包丁で刺して殺せ！」という強烈な強迫観念が湧いて、それと必死に戦わなくてはならなかった。「中学受験をして私立の良い進学校に入れたのだから、クソな父親のために少年院に入って自分の人生を壊すくらいなら、自分が死んだほうがマシだ」という思いだけが私を支え、ずるずる迷っているうちに一四歳を迎えてしまった。

二四歳の時に少年鑑別所を見学させてもらう機会があり、温かく少年たちを養育しようと努めている職員の方たちの思いに触れた時、やはり私はあの時家族を殺しておけば温かく育て直されて今より幸せだったのではないかと、とても複雑な思いがした。

一四歳を過ぎたこともあってか、母から「死ね」というメッセージを受け続けてか、殺意はだんだんと自分に向いていった。私は中学三年生の時に交通事故に二回遭っている。一回目はバイクに撥ねられ、二回目は車に撥ねられた。一年のあいだに二回も事故に遭ったのはおそらく偶然じゃなくて、無意識に自分を死にさらそうとしていたのだと思う。

高校生に上がる頃、母とはこころの中で縁を切った。母の愚痴をあまり聞かないようにして自分の部屋にこもるようになった私に対し、母は「塔子は反抗期に入った」と思ったようだった。

こころの中で縁を切ったとはいえ、母の体調が悪い時や仕事が忙しい時などに家事をこなすことはしばしばあって、せっかく私が母のためを思って家事をこなしているのに、仇で返ってくるだけだった。洗濯物を干す時のハンガーの向きなどささいな家事のやり方が母と違うだけで、「塔子は私のことが嫌いだからわざとやってるんでしょ」と言われ、心底嫌な気持ちになっても、母と話すのはしんどいだけなのでぐっと気持ちを飲み込んだ。

時すでに遅し

私はずっと母の母をしていた。母の体調が悪い時は母を休ませ家事を肩代わりし、母の愚痴を全部受け止めなぐさめ共感し、こころの支えとなった。親というものは本来子供から頼られる「大きな存在」だと思うが、私の母は脆くて弱い、私より「小さな存在」だった。

私が精神科に通うようになって、初めて母は、母として機能しようとし始めた。母は「うつ病に効く栄養」の本を買ってきたり、精神科医が書いた本を読むようになったり、気分転換にと私を連れて出かけようとしたりした。日帰りのバスツアーに連れて行ってくれたこともあったが、私はその日「明日死のう」と決意していたので、「今日でこの世とお別れなんだ」という切ない気持ちでバスの中で目に涙をうるませていた。母自身も私の不調に頭を悩ませて精神科にかかった時期もあった。

でも、母が母になるにはもう時はすでに遅かった。私は母とこころの中で縁を切っていたから、もう私の中に一切立ち入ってほしくなかった。だから精神科の受診も、親の同伴がマストな初診以外は全部一人で行き、母を精神科という私の私的な領域に入れることは絶対にしなかった。オーバードーズを繰り返すのを防ごうと、母が薬の管理をしようとしても、断固として薬は自分で管理した。

母が母自身受けていたカウンセリングでおそらく「甘えさせてあげてください」とでもアドバイスでもされたのだと思うが、私が夜中に苦しすぎて「苦しい苦しいーー!!」と叫んでいたら添い寝してくれた日々もあった。

でもその時に傍らにいる存在に対して私が感じていたのは「異物感」だった。母の声も、母の足音も、全部「異物」として私の精神を荒らすだけだった。「大きな存在」が「小さな存在」に対して幼少期にひび割れのない湯船を作ってくれるはずなのだが、もう私の湯船はひび割れてしまっていて手遅れだった。

高校三年生の時、私の精神に立ち入ろうとしてくる母に対して、「全部言ってしまえ」と思ってぶちまけたことがある。

「私が自殺するのを止めようとしてるけど、私のこと産まなきゃよかったって言ってたよね?」「私のこと父に似てるってずっと言ってたでしょ。だから私のことも嫌いで死んでほしいんでしょ?」。母の答えはこうだった。「私はそんなことは絶対に言ってない。私は塔子のことを愛してるし、産んでよかったと思ってるし、塔子には塔子の人格があって、父とは別の人間だよ」。

母は何も覚えていなかった。自分がつらくて精一杯だった時に子供に何を言ったかなんて、まるで覚えていなかったのだった。のれんに腕押しだった。だとしたら私が「死ね、死ね、死ね」と言われ続けた数年間は何だったのか。私が精神疾患にかかったのは、まるで何の証拠もないただの私の捏造記憶によるもので、全部自業自得かのように思えた。

「あんたたちがいるから離婚できないって言ってたけど、私はさっさと離婚してほしいと思ってたよ。離婚してよ」。そう言ってDVの相談窓口や女性支援の相談窓口の情報も提供した。母が決意を固めて家庭裁判所に相談に行った結果は、「私の収入が少なすぎて、離婚すると経済的に立ち行かなくなるから結婚しておいたほうがいいと言われたから離婚できない」というものだった。すべては空振りだった。

小さな母

母とこころの中で縁を切り、母に物申すことを一切諦め、大学生になって実家を出て物理的距離も置いた。その間に私は、精神医学、精神看護学、臨床心理学、家族社会学と、いろいろなことを学んだ。

母に刷り込まれたほどには父はおそらく極悪人ではなかったし、かといって、父に抑圧されていた母が精神的につらかったのもよくわかるから、私が病気になったのは誰が悪いとかいうことでもなく、構造的に起きた仕方のない出来事だったのだ、と理解するようになり、母を恨む気持ちは薄れていった。大きなボタンのかけ違いがあったけれど、母は母なりに私のことを愛してくれていたのかな、と母との良い思い出も振り返れるようになった。

そして、母と物理的距離を置いているうちに、母自身が精神的にたくましくなったり精神疾患について理解を深めてくれたりして、昔よりもタフになった部分もありつつも、何より歳を取って体も小さくなり、再び母は私にとって「小さな存在」となった。ケアの必要な「小さな存在」である。

たまに母が行きたいという所に一緒に出かけたり、母の誕生日を祝ったりするようになった。母と温かい時間を過ごせるようになったけれど、同時に「小さな母を幸せにしてあげなくちゃ」という幼い頃からのケアの精神がそこには宿っている。自分のこころをめちゃめちゃにした母を再びケアしていることに自分でも歪みを感じるけれど、どうしても母を愛することをやめられない。ぐるぐるもやもやが渦巻いている。

9― 母と話す――支配と服従について

幼少期から思春期にかけての母とのエピソードを書いた後、私が母に傷つけられてきたことの裏側にある母側の事情を確認したくて、母の新居である都営住宅に向かった。母は、父がいよいよ全く生活費を入れなくなり、父から「独立してください」「離婚しませんか」というメールが来たのを皮切りに、弁護士の助けを得て父の家から引っ越して一人暮らしを始めたのだ。

ちなみに父は、私と兄それぞれの結婚をダシにして、「塔子も独立したことですし」「○○（兄）も落ち着いたようですし」という枕詞を付けてメールを母に送っていた。

【以下、母のメモ帳より抜粋】

〝子供が独立したらあなたも独立しろとメールが来た。パート収入七万／月で無理と伝えたら、ピアノもしてる（教えている）だろうと。ピアノは場所（スタジオ）代払って収入になってないと伝えたら収入にならないなら仕事ではないとメールが来た。外に出ろと言ったのはそちらだよ〟

(母は土日祝日にかかわらず、早朝から昼過ぎにかけて介護施設の洗濯のパートを最低賃金でやり、夕方からはピアノの先生として働いている)

母の新居は、生まれてから一四年間団地で育った私に、とても懐かしいような温かいような気持ちを呼び起こした。団地の中にあるごはん屋さんで美味しいごはんを食べてから母の部屋に入った。母は嬉しそうに部屋の隅々まで見せてくれた。日がよく差して緑に囲まれていて、母らしく綺麗に整理整頓された部屋だった。

私は母に「日食なつこ」というアーティストのCDアルバム三枚を引っ越し祝いとしてプレゼントした。日食なつこは最近私が精神科に入院した時に、仲のいい看護師さんが教えてくれたアーティストだ。ピアノを弾きながら歌う人で、とてもおしゃれでかっこよくて、ピアノが生きがいである母にぜひ聞いてほしいと思ったのだ。一人暮らしの部屋に音楽という彩りもあったらいいかなとも思った。母は音楽のサブスクをやっておらず新居にはCDプレーヤーしかないと聞いて、時代遅れなCDを久しぶりに買って持っていった。

早速日食なつこの歌をかけながら、向き合って座り、私はおもむろにパソコンを開けた。少し気まずい沈黙が流れた。私は事前に「何が家で起こっていたのか、ありのままを全部教えてほしい」と泣きながら電話をかけていて、母も「わかったよ。私のことはもう何でも書いていいから」と腹をくってくれたのだった。

母の話をその場でちゃんと受け止めたかったので、傍らに尋ねたいことを書いたパソコンのメモを置きつつ、話を書き留めることはせず、話はスマホで録音させてもらった。録音には、日食なつこの歌が小さく入っている。

結婚した経緯

私　えー、じゃあ、最初に。ママは高校生の時に父（家族の呼称については一六四頁のcolumn参照）と出会ったわけじゃん。高校生の頃の父はどういう人だったの？

母　えっとね、やっぱり少し独特ではあったと思うけど。本をものすごく読んでる人で。そのことはみんなに認知されてた。まあ友達もいたと思う。特定の友達だったかもしれないけどね。部活がブラスバンドで、学校からすぐ近い子の家がたまり場になってて、よく授業抜けてそこに行ってた。ブラスバンドは「飲む、打つ、吸う」って言われてて、だから酒とタバコは高校生の頃にだいぶやってたね。時代もあると思うけど、父は酒とタバコの量が多くてそれは有名な話だったかも。言ったことあるかもしれないけど、文化祭の時に男子が机を廊下に出して女子が乾拭きをしてくださいって言われて、「なんで男子が机を出さなくちゃいけないんだ」って言って先生と大喧嘩になって、結局机も出さなかったし乾拭きもしなくて何にもしなかったんだけど。それはかなりの剣幕で、先生はもちろんだけどクラスメイトも引いててさ。

私　そのキレるみたいなのは、しょっちゅうキレてるわけじゃなくて、時折そういうことがあったってこと？

母　うん。でもその時に……。ああいう人だなって感じはあったから、他にもそういうことがあったかも。私が覚えてないだけで。あとねー、国語はできなかったの。

私　えぇ!?　そうなの!?（父は小説が大好きである）

母　あんなに本読んでるのになんで、って言われてて、たぶん解釈が違ったんだと思うよ。

私　へぇー、そうなんだ。……。そうなんだ。で、高校生の時は付き合ってないわけ？

母　ないないない、全然。東京に上京してからも全然付き合ってなくて、うちの高校から東京に何人も来てたから、その時の仲間が時々集まっては飲んで、みたいな。仲間だね。

私　でも、急いで結婚みたいなことになったんでしょ？

母　そう、うちはど田舎だったし時代もあったから、二四歳までに結婚してないとおかしいみたいなのがあったから。（ちなみに父母ともに一九六〇年代生まれ、北陸出身である）

私　で、何歳の時に結婚したの？

母　二六。だから（二四歳を）過ぎてたのよ。ばあちゃん（母の母）は特には言わないけど、たぶん近所とか親戚からすごい言われてたんだと思う。お見合いの話がどんどん来て。私もいくつかお見合いしたけど全然乗り気じゃなくて。

私　で、父が外国（A国）に行くことになって？

母　そう。父の両親が父を一人で行かすのは心配だったのか、結婚してから行けないのかみたいなことをたぶんすごい言ってたんじゃないかな。それでそんな話をしてて。なんか（父との結婚を）思い切っちゃった感じだね。

私　んふふふふ。思い切ったね。

母　そう（笑）、思い切ったね。なんかでも私その時（お見合い続きで）追い詰められてたのもあると思うけど、お見合いで初対面の人と、っていうよりは、知ってる人、っていうふうに傾いたんだと思う。でもさ、（父は）物知りだからさ、話は楽しかったから。うん。

〝結婚当初から「俺はすぐ死ぬから再婚しろ」と何度も言われた〟
〝奥さんを幸せにするつもりはないと言われた〟
〝奥さんが病気になったら捨てると言われた〟
〝嫌がることを力づくでする〟

妻の外出を嫌がる

私　確かにね。で、そのまますぐA国に行って。その頃は怖かったの？

母　あのねー、時間にうるさいとかはすごかったね。「えっ」っていうのはあって、初めの一ヶ月くらいは結構揉めて。例えば何時に出かけるって言った時に私の用意が遅れると怒り出すっていうのがあって。何時って言ってて、父がそれより前に自分の準備できちゃって「もう出るぞ」ってなっても、私準備できてないじゃん？　そういう時にすごく怒ったりとか。あとやっぱ私がどっか出かけると怒ったね。父が職場に行ってるあいだにスーパーに行くのはいいんだけど、お母さん方でどっか行ったたってなると怒ったね。

私　それはどういう理由で怒るの？　なんでダメなの？

母　あたしが車で送り迎えをしてて、あたしだけが車を持ってる時もあって、それはだからスーパーとかに行く用であって、それでどっか行っちゃったとかになると……。要は嫌だったんだと思うけど。

私　父の車だから、ってこと？

母　じゃなくて、あたしがどっか行っちゃうのがたぶん嫌だったんだと思う。ただ言い方がさ、あの人自分を正当化するのがすごい上手で。例えばさ、自分が職場で何かあった時にすぐ迎えに来てほしい時にお前がいなかったらどうすんだ！　みたいなそんな怒り方だったと思う。

私　なんで父はママがどっかに行くのがそんな嫌なんだろうね。

母　うーん。それはでもずーっと続いたことじゃない？　よくあるじゃない。監視するじゃないけど、ほら、どこ行くにも誰とどこに行くんだ、何時に帰るんだとかすごいうるさく聞く人っているじゃない？　そういう類なのかな、って思うけど。

私　まあ、支配欲、みたいな感じかな。

母　そうね。弁護士さんにもあなたは支配されてますよ、目を覚ましてください、みたいなことを言われたんだけど。

私　抜けた？　もう（笑）

母　あ、大丈夫大丈夫！　抜けたと思うよ。

〝私のすべてを認めない。支配欲がすさまじい〟

私　えー、で、A国に行った時はそういう出かける制限みたいなのがあって、あとは時間にうるさくて。そんな感じ？

母　そんな感じかなぁ。例えば「今出よう！」って時に「じゃあお化粧する」って言うと、お化粧の時間が待てなくて怒り出すのね。だから、あたしそこであんまお化粧もしなくなったし。あたし独身の頃はちゃんと綺麗に塗ってたんだよ（笑）……。だから、時間にはかなり、だったかな。

〝A国で車が不調になった時、治安の悪い場所にある工場に一人で行かされた。近所の人に驚かれた〟

〝車検（治安の悪い場所にある）にも一人で行った〟

子供はいらない

私　で、A国から帰国して、××に住んでから○○（兄）が生まれるまで何年かかかってるの？

母　二年。

私　そのあいだも同じ感じだったの？

母　いや、A国の時より少しマシだったかも。っていうのも、あたしがもう父の特徴がわかって、対処してたっていうか。例えば時間に遅れないようにとか対処してたこともあるし。あと、日本に帰ってきてストレスも減ったのかな。××にいた時はそんなに嫌な思い出はない気がする。

私　で、○○（兄）が生まれたことで変わったことはある？

母　うん。塔子の前でこんなことを言うのはあれだけど、「子供はいらない」っていうのは一貫して言ってて。でも××（父方）のじいちゃんばあちゃんに子供子供ってすごく言われたから。ものすごい言われてて。ある時父が、じいちゃんばあちゃんの前で、私（母）が子供ができないんだ！って言っちゃって。えー⁉ みたいな。なんであたしのせいにされるんだろうって思ったけど、あたしじいちゃんばあちゃんの前で反論できなくて、黙っちゃってその時は。そんぐらい子供はいらないって言ってたんだけど。……。まぁ、生まれたわけじゃない？

私　子供がいらないっていうのはなんで？うるさいから？

母　やっぱり自分の生活が変わるのが怖かったんじゃないかな。自分のペースが変わるのが嫌だったんだと思う。で、○○（兄）が生まれて、里帰り出産だったじゃない？まぁその時にやっぱ「戻ってこないでくれ」って言われて。ずっと××（母の実家）にいてくれって。すごいこと言ったよ。子供のことを「人間になるまで戻ってこないでくれ」「一〇歳くらいになるまで戻ってこないでくれ」って言って。

私　やば。思ったよりやばかった。

〝子供を授かった時「ガーン」と言われた〟

〝臨月のお腹のこと、「焼いたら火が通るのに時間がかかりそうだな」と言った〟

夕飯は何がなんでも七時

母 で、抱っこの仕方も、こんな感じで持つの（投げ捨てるように）。そしたら××（父方）のばあちゃんが、（息子である父には）甘々だったんだけど、さすがにそれは注意してさ、「そんな猫を持つような持ち方するな」ってね。

私 で、一〇歳まで、って言われてたけど、実際はどれくらいで帰ったの？

母 三ヶ月くらいじゃないかなぁ。まあ長いほうだとは思う。

私 戻ってくる時は揉めなかったの？

母 最初は××（母方）のばあちゃんが付いてきたから大丈夫だったんだけど、何日かで帰るじゃない？ 〇〇（兄）がすごい泣く子だったから、ちょっと大変だったね（笑）

私 父は文句とかいうの？

母 えとね、〇〇（兄）が泣くのはまあ我慢してたんだけど、泣くせいであたし一日中抱っこで家事がままならない、その家事ができないことをすごく怒った。で、うち夕ごはん七時だったじゃない？ でもその時間に出せない時があるの、あまりに泣いて。ほんで、すごい怒った。ものすごい怒った。もう「こんな家に帰ってくるもんか！」って。

私 もう昔から七時にごはんっていうのは決まりきってて、それができないなら帰ってくるもんかと。

母　そうそう。で、あたし、現代で東京で、もっと夕飯遅い家なんてあるって言ったんだけど、「それ（七時に夕飯）が普通だ、七時でも遅い」みたいな感じだったね。

私　それは、〇〇（兄）が泣くから〇〇（兄）が悪いんだ、じゃなくて、ママに向かうんだ？

母　うん。そう。

私　料理できてないママが悪い、ってなるんだ。

母　そうそうそう。それでねー。んーっと、とにかく私休めないから。体調悪くて。半年くらい出血が続いたの。産後の出血って一ヶ月ぐらいなの普通は。でも私止まらなくて、具合悪かったのよ。

私　それは〇〇（兄）を抱っこし続けてるから大変で、ってこと？

母　泣き続けてて、しかも普通は新生児って三時間ずつ寝るんだけど、〇〇（兄）ね、一回に寝るのが三〇分。しかもそれが一日に三回だけ。信じられないくらい寝なくて、ずっと泣いてて、休めないわけよ、あたし全く。ほんで病院で「子供こんな状態で休めません」って言って。「体つらすぎる」って。そしたら「子供の寝る三〇分でもいいから一緒に寝てください」って言われて。三〇分一緒に寝るじゃない。すると夕飯が遅れたりするわけよ。すんごい怒られて。それで怖かったから、「あ、ダメだこれは」と思って寝るの諦めて。ずっと起きたままご飯作ってみたいなのをやってたら、半年間出血が続いて。病院がホルモン剤出して、ずーっとそれ飲んでた。で、塔子が生まれた時も、〇〇（兄）よりは（塔子は）寝たんだけど、やっぱ二人だからさ（兄とは二歳差である）、塔子が寝てるあいだ、〇〇（兄）が起きてたりするから結局休めないじゃない。それでやっぱり半年くらい出血続いて、その時も同じくホルモン剤半年ぐらいずっと飲んで。

命令のみ。協力する気は一切なし

私　それはもしかしたらがんと関係あるかもね。（私が九歳の時、母はホルモン感受性の乳がんを患った）

母　それは私も思って、ぞーっとした。

〝手術の後、布団の上げ下ろし。一回目は五日ほど、二回目は一〇日ほどつらかった。腕が上がらなかった〟

〝退院した日からあれこれ要求された。退院の日から家事もすべて〟

〝退院直後の労働で傷口にたくさん水が溜まり、数日ですぐまた病院へ〟

〝退院後の労働で傷口が引っ張られケロイドになった。病院で「珍しい」と驚かれた〟

〝手術直後の冬、灯油を買いに行ってほしいと頼んだら「お前が平日に行け」と怒った。その冬は平日にいつも買いに行った。身体がきつかった。近所から心配された〟

〝放射線通院中も、怖くて毎日ごはんを欠かさず作った〟

〝放射線治療直後の夏、医師から紫外線に当たらないように言われてるのに、海水浴に行くと言ってきかなかった。行っても私は海に入れないと言ったらすごく怒った。結局祖父母がついてきた。海に行った〟

〝がんになって、生き方変えたい、生きがい持ちたいと言ったらダメと言われた〟

私　でー、父は子供に対して「可愛い」とかそういう感情はあったのかな。

母　わかんないけど、自分の機嫌によるんじゃない？（子供を）頼まれるのはすごい嫌がったから。例えばあたしがお風呂に入ってるあいだとか、（父が子供を）見てなきゃなんないっていうのがすごい嫌で、早く早くでお風呂ゆっくり入れなかった。すごいのが××（父の実家）でさ、帰省した時にばあちゃんが子供を見てくれるじゃん、その時くらいゆっくり入ろうと思うじゃない、それがダメで。あたしがお風呂入ってると父が呼びに来たからね。遅い、って。

私　何が気に入らないんだろうね。

母　わかんない。

私　機嫌がいい時は普通に抱っことかしてたの？

母　うん。でも積極的にはしないよ。でもなんかまあ、しなきゃなんない場面ってあるじゃない。あとは新生児のうちはお風呂って二人で協力しないと。父が入れて、あたしが受け取るみたいな。父が先入って、あたしが連れてってお風呂入ってあたしが受け取って、って。前後は全部あたしで。そんな関わり方はしたよ。

〝子供が二歳になるまでぜったい自分では預からない〟

〝子供を人に預けてはいけない。預けていいのは実家だけ〟

二人目は母が「欲しかった」から

私　子供はいらないって言っててさ、でも○○（兄）生まれてさ、もう（子供）一人でいいや、ってならなかったの？

母　二人目はあたしがどうしても欲しかったの。

私　あ、そうなんだ。

母　うん、うん、うん。（涙目）

私　なんで？

母　なんかあたし自分がやっぱきょうだいいて楽しかったし、絶対きょうだいいたほうがいいと思ったし。しかも女の子だったからさ、ほんと嬉しくてさ。（涙声）

私　よかった。

母　そこは、あたしが欲しくて。うん。（涙声）

私　そっか。それは嬉しい。（私も目が潤んだ）

母　そうだよ、うん。そんで塔子の時は父も子供がどういうもんかってもうわかってたから、○○（兄）の時よりは大変なことはなかった。○○（兄）が新生児の頃は本当に大変だったけど、大きくなれば収まるってことは父もわかってたし。ただね。あの人、○○（兄）のことは「俺のコピーにする」って言っててびっくりしてさ。子供ってやっぱり一人一人違うじゃない。何てこと言うんだと思って、それはおかしいって言ったこともあるんだけど、でも、「自分のコピーのほうが話が合っていいじゃないか」とか、そんなことは言ってたね。塔子が生まれた時は、女の子だっていう時点で自分のコピーにはできないから、「もうどうしたらいいかわかんない」って、そんな感じだった。

私　子供がちっちゃい頃は育児に全く参加しない感じ？

母　んー。あんまり関わってないかな。あたしも記憶が曖昧だから。それだけ必死だったから。でも例えばね、よそのお家でよくあるのは、土日にパパが見ててくれるから、奥さんがちょっと気晴らしに外に行っていいよ、みたいなの。それは一切なかったし。あ、だから髪の毛が切れなかったね。美容院行くとかもできなくて、帰省した時に切ってくるみたいな感じで。子供二人になってからは、土日で私がお買い物に行けるのは塔子が寝た時で、で、○○（兄）は連れて行かなきゃなんない。

私　あたしが寝てる時は父が見てるの？

母　というか、自分も寝てたりさ。だから塔子を「見てなきゃ」はない。

子供の泣き声が嫌

私　私の記憶だと、父は子供が泣くのをすごく嫌がった気がする。「うるさい」「機嫌悪い顔見ると不快だから出てけ」とか言われた記憶があるけどさ、子供に対して父はどういう感情だったんだろう。

母　どうだったんだろう。でも泣くのは嫌だったみたいね。子供が大きくなって泣かなくなった頃に「（子供の泣き声が）ほんっとにつらかった」って言ってたからね。塔子も記憶あると思うけど、塔子が泣いてると、○○（兄）だけ連れてプイッと出て行ったりとかはあったし。あー、泣くの嫌がってたね。

あたしが夕飯作ってる時に、土日とかだと父もいるじゃない。けど、父にお願いできなかったね、泣くから。だから台所に赤ちゃん用のラック置いてさ、それあやしながら料理してたね。そう、いろいろあってさ。○○（兄）のことはおんぶできなかったのね。おんぶすると「ギャー」って反って後ろの冷蔵庫に頭ぶつけたりするから。おんぶできなかったんだけど、××（父の実家）に行った時に、ばあちゃんが、おくるみって知ってる？ 布団みたいなの、ガバっと被せるやつ。それやったら○○（兄）もさすがに動けなくてさ、おんぶされてたわけよ。そしたら父が「おんぶできるじゃないか」みたいに言われて立場がなかったことがある。

〝外出すると自分が車の運転をして代わらない。「子供の相手のほうが大変だから」〟

食事時の話題統制

私　えー、なんかさー、食事の時に喋らなかったじゃん？ それはいつからだっけ？

母　そうそう思い出した。あたしが今日ああだったこうだったって喋るじゃない？ 子供が幼稚園に入ると幼稚園の話とかあるじゃない？ それを「子供に喋らせろ、お前が喋るな」って怒るのね。そしたらあたしが怒られたせいなのか、子供も喋らなくなったね。

〝俺の好きな話題だけ喋ろと言われた〟

私　あたしいつも夕食の時が緊張するから、だから少食になったかなって。

母　影響あったかもね。確かにね。

私　早く逃げ出したい、みたいな、夕食の場から。

母　そうかもね。なんかそう、塔子、団地にいた頃に「私はすごい我慢してる」って言ったことがあって。自分で記憶にある？

私　覚えてない。

母　あたしが何に我慢してるのか聞いたんだけど、「もういい」みたいな感じで聞き出せなかったんだけど。我慢してたんだと思う。ほんで、もうちょっと大きくなって、塾行くようになってからはあの人勉強の話は大好きだから、ちょっと教養に関することとかそういう話はしてたと思うんだけど。○○（兄）が中学受かっちゃって、夕飯で学校のバカ話とかをしたら、ある時ブチ切れちゃって「お前とはマトモな話ができなくなった」とか言ってすごく怒った時があって、そっから○○（兄）も喋んなくなっちゃって。

私　それは覚えてないなぁ。

禁止事項は増えるばかり

母　あたし全部従ってたわけじゃなくてさ、何かおかしいと思う時に一応抗議はしてきたんだよ。まあでも全部潰されたけど。夕飯時の話題のこともさ、父に「何でも話せるように」って言ったことももちろんあるんだけど、「俺の興味のある話だけしろ」みたいな。そういうとっても怖かったみたいな話を弁護士さんにもするんだけど、「どんな言い方でしたか？」とか聞かれても、ちょっと真似できないんだけど。バーっと言ってから「そうじゃないか！」って怒鳴るんだよね。それがもう怖くてさ。目がつり上がっててさ。あの顔見るともう何も言えなかったね。そう、だから全然あたしは黙ってたわけじゃないけど、でもこれは言わなきゃって時はものっすごく勇気がいったし、普通に話せないっていうか、ものっすごい勇気振り絞って言う感じだったけど、ことごとく潰されてたから。

私　例えば何を言ったの？

母　今言ったような、食卓で話す話題みたいなこともそうだし、あとテレビ（家ではテレビを見ることが禁止されていた）のこととか、友達とどっか行きたいとか。うち子供が小さい頃は誰も自転車持ってなかったから、自転車でみんなでどっか行きましょうができなかったじゃない。それは自分も嫌だったし、子供もかわいそうだったし、うちの子だけダメじゃなくて、自転車を持ってそういうのに行きたいっていうのも何回も言ったんだけどダメで。その話、弁護士さんにも言ったんだけど、弁護士さんはさ、「そんなの自分で自転車買って行っちゃえばいいじゃない！」って言うんだけど、なんかやっぱできなかったね。やっぱ怖かったし。

私　友達の家に行っちゃいけないとか、友達を家に呼んじゃいけない、とかはなんでだったの？

母　えっとね、理由はつけるんだけど、それが本心なのかはわからない。例えば友達の家行って帰ってきて料理始めると夕飯の時間が遅れるとか言われたこともあるし、呼んでも後片付けで夕飯が遅れるって言ったし、全部夕飯のせいにしてたけど。本当に夕飯のせいなのか、やっぱり私や子供がどっか出ていくのが嫌だったのか、人が来るのも嫌だったのか、ちょっと本心はわからない。

〝子供はとにかく遊びに行けない。友達呼べない。人付き合いが苦手になった〟

〝塔子は自転車で公道走るの禁止だったのに(子供だけは団地の中で遊ぶためだけに使うのならと、自転車を持つことを許されていた)、引っ越しでいきなり公道を自転車で走ることに。車と接触事故を起こした。かわいそうに……大きなケガなく、よかった〟

時間への異様なこだわり

私　時間に対する異様なこだわりみたいなのはあるよね。

母　そう。子供が八時半に布団に入るルールってあったじゃない。ちっちゃいうちは別にそれでいいと思ったけど、おっきくなってきたらあまりにおかしいじゃん。で、○○(兄)が五年生になって、塾が九時まで授業になるじゃない。あたし何ヶ月も前から慣らしのために起こしておこう、って言ったんだけど「ダメ」の一点張りだったね。九時になる授業の前日まで八時半に寝かしたから、すごいかわいそうだった。○○(兄)はその塾の日の次の朝からいきなり起きられなくなったもん。全然起きなくて、学校行く時間になっちゃって、ご飯食べてないけど「もう行きなさい」とか言うと、父が「ご飯は食べなきゃダメだ」って言うのよ。「でもご飯食べてたら間に合わないよ」って言うんだけど、「だから間に合う時間に起きるんだ！」って言って。もうなんかめちゃくちゃだよね。

〝子供は八時半に寝なくてはならない。（塾スタート前日まで）〟

私　八時半に寝るルールは何なんだろう。

母　よくわかんない。なんでだろう。ちっちゃいうちは意識してなかったけど、そっからルールになっちゃったからね。あとさ、七時にご飯だけどさ、その前にお風呂入ってたの覚えてる？　それもだからさ、ご飯の前に子供のお風呂が終わってなきゃダメっていうルールがあって。それはあたし本当に子供にかわいそうなことしたと思ってて。あれのせいであたし子供に「早く、早く」ってすっごいせかして言っちゃったし、それはとても後悔してるんだけど。夕飯前にお風呂を終わらせてないと、七時にご飯食べて八時半に寝かすのが大変だっていう理由だよね。

私　そういうルールっていうのは自然とできていくの？

母　自然と。例えば話し合ったとかはそういうのはないよ。たぶんご飯の前にお風呂っていうのも、ご飯の後にお風呂入って遅くなったことがたぶんあってね、記憶にないけど、それでご飯の前に入れとけってなったんだと思う。

〝夕飯までに子供はお風呂を終えなくてはならない〟

〝テレビ禁止。遊びに行くのは禁止。友達呼ぶのも禁止〟

〝父の在宅時はピアノもダメ。掃除機もダメ。私の外出もダメ（買い物以外）〟

誰彼かまわず暴言を吐く

私　怒られる時は剣幕が怖い感じ？

母　うん。で、口も強いじゃない？　で、私は親に怒られるとかそういうことなく育ってるから、怒られるの自体も怖かったし、喧嘩とかもしなかったからどう言い返したらいいのかわからなかったし、ほんで言い返したところでほんと潰されちゃう感じだったね。どう返せばいいのかわかんないってい うか……。とにかく口は強かったんだけど。何かの時に○○（兄）と話していて、あたしが「言い返せなくてごめんね」って言ったことがあって、そしたら○○（兄）が「それは仕方ないよ、あの人に勝てる人はいないよ」って言ったんだよね。○○（兄）もなんかあっても言い返せなかったし。うん。だから父は言い返されることなく育ったんだろうね。言うこと全部ハイハイそうだねそうだね、で育てられて。

〝不動産屋からの電話で激しく相手をバカにした。相手が怒って「今からお宅に行く」と言われ、子供が恐怖で泣いていた。一家で逃げた〟

〝コールセンターへの電話など、子供の前で相手に暴言〟

〝引越し後の○○（兄）の誕生日。××（元住んでいた団地のあった地域）で買い物後、団地を見たいと言う○○（兄）に「ダメ」と言って、左折禁止の場所で左折。咎めた警官に怒鳴ったりバカにしたり、大変だった。○○（兄）は「父がタイホされる」と思って恐怖だったようだ〟
〝店に入ると横柄で子供が傷ついていた〟
〝ガソリンスタンドで暴言〟
〝××（近所の人）と喧嘩。塔子の前で。塔子は怖がって泣いた。嫌がらせを受けるようになった。子供が何かされないか怖かった〟

兄への教育虐待

私　で、○○（兄）が塾入ってさ、私の記憶だと塾から帰った後、襖越しに父の怒鳴り声みたいなのが聞こえて、それで一人でずっと寝付けなかったんだけど、○○（兄）はなんで怒鳴られてたの？

母　できなかった問題を教えてたんじゃないかなぁ。○○（兄）は理解できなかったというか、興味を持てなかったみたいだから吸収していかないじゃない。それがイライラしたんじゃないかなぁ。ちょっとでも、まあ最近の言葉でいうと教育虐待だったかもね。塔子も塾入ってからは、塔子と比較するようになって（私は成績が良かった）、○○（兄）も相当ストレスが溜まってたと思うのね。父が、「見ろ、塔子はこういう勉強のやり方やってるぞ」とか言って叱ってたし。

私　あ、そうなんだ。

母　「塔子はこうやってるぞ」って言ってた言ってた。

私　あたしは○○（兄）より優れてたわけじゃなくて、○○（兄）が怒られてるのがあまりにも怖くて強迫的に勉強しなきゃみたいな感じでさ、怒られないように、が高じて勉強するようになった感じかな。

母　あたしからみてもちょっとそうかなって思うところはあった。たぶん○○（兄）が怒られてるのが怖くてだな、っていうのは思ってた。でもやっぱ一人目の子供ってどうすればいいのかわからないから、そういう点では○○（兄）がかわいそうなところがあったかな、と思うけど。

私　夜に父の声が怖くてさ、寝付くのに二、三時間かかってた。

母　眠れないよね。

人との交流を制限する

私　うん。……。ちっちゃい頃、ママが怒ってる時さ、ママに（家の）外に出されたりとかあったじゃん？　そういうのってさ、私の印象ではママがパニックになってるように見えてたわけ。「もう無理だー！　もう子供と一緒にいられない！」みたいな。それはママ的にはどうだったの？

母　どうだったんだろうねー。あんまりパニックしてたっていう意識はないけど、でもやっぱり大変だったからー。でもだからあたしが外に出てないっていうのもあったよね、自分で全部抱え込んじゃってるじゃん。で、よそのお母さんともそんなたくさん話せるわけじゃなかったから。

私　外の人と交流できないっていうのは、自転車がないから？

母　そうそうそう。みんなとどっか行って、とかあんまりできなかったし。あと幼稚園のバス停？

バスが子供乗せて行っちゃってから、残ってお喋りとかしてるじゃん。呼びに来たんだよ、父。「遅い」って言って。だから、そう。よその家がどうしてるとかもそんなに知ってるわけではなかったし。

私　スーパーには行っていいけど遠くには行ったり遊びに行くのはダメみたいなのがあったじゃん？　それはまた夕食の時間が、とか言われてたの？

母　なんでだったんだろう。でもやっぱなんか、理由をいろいろいっぱいつけるから、本心はわからないけど。お友達とお昼を食べたら、「お金の無駄遣いだ」とかすごい怒られたこともあるし。あとお母さんと子供でどっか行きましょうっていうのも、「行っていいか」って聞いたら「俺はどうなるんだ、俺も連れていけ」って言うこともあったし。

私　え、それは何で？

母　わかんない。お母さんと子供たちで鎌倉行きましょうみたいなことがあって、そんでその時は「それだったら俺も行く」みたいに言って。いや、父来たら大変じゃん。こんなもの食べたくないとか、ここ嫌だからもう行こう、とか、そういうことになるでしょ？　で、他の人楽しめないから、「いや、それは」って言ったらそしたらもうダメで。

〝空気を読まない言動。場を壊す。場が凍る発言、不適切な発言をする。行動をする〟

秘密の外出にキレた父

私　うーん。ママがさ、どっかに遊びに行く時はさ、「父にこれ秘密にして」って言ってたじゃん？それが小六の震災の時にバレてさ。

母　大変だったよね。ごめんね。

私　それをすごい覚えている。あれまで父は（隠れた外出）知らなかったってことだよね？

母　知らなかったと思うよ。

〝東日本大震災（三・一一）の日、美術館に行き、子供の下校までに帰宅予定だった。新宿で電車が止まり、歩いて帰って遅くなった。激しく激しく叱責された。子供の前で。のち、周りの友達から口々に「震災ならまずは命を心配するのがふつうでしょう。おかしい」と言われた。そもそも出かけるのを禁じているのがおかしい〟

私　で、その後はなんか変化はあったの？

母　ないない。ずーっとやっぱ（外出）ダメで。それこそ××に引っ越して会話がなくなって、そっからだよ、私が好きに出るようになったのは。それまではちょっとダメだったね。例えば子供を父にお願いしなきゃ出かけらんないみたいなのだったら、まだわかるよ。子供の世話がしたくないんだなって。でもそうじゃなくて、子供がおっきくなってからでも嫌がったから。支配下に置きたいとかそういうことだったのかもしれないけど、向こうの本心はわからない。


〝家事以外の外出はダメ〟

〝幼稚園の保護者会、子供を友達に預けるのは禁止。自分が見るという。でも私の帰りが少しでも遅れると激怒。子供の前で。普段いっしょに遊ぶ子のお母さんから挨拶されたら話すのはやむを得ないのに〟

〝幼稚園の謝恩会に行けなかった。直前の「お母さん方の最後のお出かけ」に参加したら激怒したので。欠席は私と××さんだけ。××さんは韓国人で日本語がわからないという理由〟

〝親睦会、ほとんど断る。悲しい。みじめ。親睦会は金のムダだと激怒された〟

〝友達と映画に行ったら激怒。自分と行くのだけは良い〟

自分と同じ考えになれ

私　父とこれが決定的に仲悪くなったみたいなのはある？

母　えーとね、まず（私が中学二年生の時の）引っ越しで家を決めるのがちょっと大変だったね。あ、でもB国（前述とは違う国）に行く時も大変だったんだー（私が幼稚園の頃、父の仕事の都合で家族は引っ越した）。あの頃って、塔子がものすごく泣いて私結構疲れ切ってて、でも塔子がやっと幼稚園バスに乗れるようになって、少し自分の時間が持てるようになったから、それを大事にしたかったわけ。ほんで、

「私ちょっとB国行きたくない」って言って。やっと自分が一息つけたところだったからそう言ったんだけど、父は「何がなんでも連れて行く」で、もう「考え方違う奴とは一緒に住めない」とかいろいろ言われてちょっと大変だった。それはでもあたしが従ったことで収まったんだけど。

〝夫婦は考え方や行動が同じでなければならないと言われた。違うことをしては夫婦の意味がないと言われた。何度も言われた。しかも「同じ」とは自分に合わせさせること〟

〝B国で嫌なことばかりされた〟

〝B国帰国後大荒れ。仕事の悪口ばかり。B国が良かったと言って大荒れ。仕事はもちろん、ゴミの分別などにもキレていた。意地悪になった〟

母　まあピアノのこととかもいろいろ積み重なっていったんだけど（母が家でピアノを教える仕事を父は嫌がっていた）、決定的には家（引っ越し）だったかもね。

〝ピアノを教えたらそんなに遊ぶ金が欲しいのかと言われた〟

〝税の払えない仕事は仕事じゃないと言われた。私の仕事をとことんバカにする〟

〝若年性更年期障害でいちばん苦しい時に引っ越し。環境変わり、つらく、半年ほど自然に涙が出た。異常な頭痛と手足のしびれが出るようになり、脳のCT撮る。出血はしていないが血流が悪くなっている、ストレスをなくすようにと言われた〟

〝家を決めるのに自分の希望だけ通した。私の希望はすべて却下〟

〝引っ越す時、将来子供たちが家族と来れる家にしたかったから一部屋を畳にと。でも「子供は帰ってくる必要ない」と言われた〟

〝引っ越し後の部屋割り、〇〇（兄）と塔子を同じ部屋にすると強く主張された（中三と高二にもなるのに）。なんとかやめてもらった。怒ってたけど〟

〝塔子の部屋が防音室。塔子は耳が悪いから（私は難聴である）ダメだと言ったのに却下〟

〝防音室を作れ、防音室の代金を払えと一方的に決められた。グランドピアノを買いたいと貯めていたお金を全部失った。防音室を作らないとピアノを置かせてもらえない〟

〝大事にしていた事柄をぜんぶ捨てることになった〟

長期間の無視

私　私の記憶では、震災の後からお酒を一緒に飲まなくなったみたいなのなかった？

母　地震の後だったっけ。でもそれまでも何かあると長期で無視はされてたから。一ヶ月とかさ。

私　喧嘩すると無視される？

母　喧嘩にもならないね。向こうが怒ってさ、無視するようになる。怒らせると一ヶ月くらい無視、とかさ。後にわかったけど無視するのもＤＶに入るのね。でもそれは昔から。

〝子供が生まれてから特に束縛がひどくなった。××(父の友達)が××(地方)に行ってから更に内向きに。××(子供の塾の成績を見るサイト)に夢中になりしばらく機嫌が保たれたが子供が中学に入ってから悪化。私を不満に思い、長期間の無視が増えた〟

私　あとそうそう、病気(母の乳がん)になった話でさ、ママが後から言ってた話で「もう死にたい死にたいって思ってたら本当にがんになっちゃった」みたいなこと言ってたじゃん? その「死にたい」はどこから来てたの?

母　やっぱ監禁生活だったからね。それだと思う。何も動けないっていうか、自分の生きたいように生きれない、っていうか。監視生活っていうか。

私　監視生活は結婚した時から中二の時に引っ越しするまでずーっと、って感じ?

母　まぁそうだね。でも本当に言われるがままにこもってたのはがんになるまでで、その先は「こんなことしてたら私本当に死んじゃう」と思って、ほんで黙ってちょっと出かけるようになった。ほんでまあ、引っ越しだね。父にしたら、家のことを私が同意しないっていうので相当怒ってて。

私　引っ越ししてからほぼ喋んなくなったよね。

母　引っ越ししてからパートするまで一年くらい時間があるんだけど、そのあいだにピアノの生徒さん減っちゃったから(団地から引っ越したことにより団地の子にピアノを教えられなくなった)、収入が少なくなったから、生活費で足らないことが出てきて。「足りないからください」とか言うと、「パート行け」って言い出してそれが結構きつかったね。「パート行け」をすごい言われてさ。

パートに行け

私　お金がないっていうのはなんでなの？

母　まあ生活費くれてたじゃない？　元々はそれで賄ってて、で、あたしがピアノで得た収入は貯金もしてて、それは将来グランドピアノを買いたいと思って貯めてたんだけど、でも子供に何かしてあげたいって思う時はそこから出したし、〇〇（兄）が中学に入った時に、携帯電話の契約をあたしがしたのよ。それは父が「携帯電話を絶対許さない」って言うから。でも遠くに行かせるから心配じゃない。ほんで結局あたし個人の判断で持たせて、あたしと〇〇（兄）の分を契約するじゃない。あたしの口座から引き落としになるから、そういうのでお金出ていくようになるよね。お小遣いも渡すようになるよね、遠くまで行くから。それで引っ越しの頃は塔子も携帯持つようになってお小遣いもコンタクト代も渡してたから、ちょっともう厳しかったかな、あたし的には。

私　それで増額してっていうと、じゃあパート行けってなった？

母　うん。それまではさ、あたしがお金稼ぐとすごい怒ってたんだよ。だけど、引っ越した途端、一転してパート行けってすごい言い出して。決定打になったのはホームステイ（私は高一の頃に同級生たちがこぞって海外にホームステイに行くので、自分も行きたいと思って一週間だけ行かせてもらった）ではあったんだけど。ぽんと出してあげたかったのにできなかったから、やっぱあたしもっとお金持たなきゃダメだと思って、それはパートに行く決定打になった。でもまあ、仕事探していくつか面接行ったんだけど決まらなくて、それはあたしが（ピアノ教えるので）何曜日ダメっていうのもあったし、あと、事務的なことだと経験者採っちゃうからあたしみたいな人落とされるのね。だから本当に単純作業みたいな仕事しか結局できなくなるんだけど。で、父がなぜかさ、「スーパーのレジに行け」をものすごく言ったの。何回も言われて。でもあたしお腹切ってから(母は子宮がんで子宮全摘手術を受けていた)立ち仕事つらくてダメだって何回も言ってるのに、スーパーのレジ、どんだけ言われたかってくらい言われて。「お前パートはどうなってるんだ」「お前何曜日ダメとか言ってんじゃないだろうな!」って言われて。それでわかりました、土日良いです、みたいに言ったらパッと決まったわけ。

侮辱と意地悪に全力をそそぐ父

〝パートに行けとしつこく言われていた時、「大学で勉強したことで仕事したい。経験のある仕事をしたい」と言った。「レジは高卒でもできる」と言ってしまったら激しく怒り狂った。「お前は高卒をバカにしている。お前のそういうところが嫌いだ」とか大声で怒鳴られた。恐怖のあまり謝ってしまった。サイテー。そういう夫は、高卒どころか大卒でも一流大でないと激しくバカにしている。サイテー〟

〝音大は大学じゃないと言われた。お前なんか大学に行った価値がないと言われた。勉強させてくれた親を侮辱されたと思う〟

〝××くん(父の弟)が結婚を決めた時「高卒なんかと結婚していいのか」「奥さんの出身校を聞かれた時に恥ずかしくないのか」などと言った。両親が向こうの家に謝りに行った〟

〝パートに出る前、キャリアを積んだ仕事をしたい。大学を出たんだから、大学を出たからこそできる仕事をしたいと言ったら「お前は高卒をバカにしている」とその後何度も言われるようになった。「お前のはキャリアじゃない。遊び、趣味の程度」と言われた〟

〝「ちゃんとした仕事をしろ、とお前に言ったじゃないか」と攻撃する。初めはB国行きになり×。帰国後すぐ経過観察状態になり、次に言われたのは手術の後。二年で三回手術してボロボロ。無理だ。手伝う気もないのに。私が稼ぐと怒るのに矛盾してる〟

〝パートに出始めたら「お前はパートに出るのが遅すぎる」と言われた。海外行ったり、がんになったり三度も手術して体調悪かったのに。パートに出て、一ヶ月で五キロ減〟

〝パート大変で、「自分の（飲んだ酒の）ビン缶くらい捨ててほしい」と頼んだら「嫌がらせだ」と激しくキレた。子供たちが「ママはやらなくていいよ」と言ってくれるので、やめたらキッチン横もリビングもビン缶でいっぱいにされた。通れない。寝室もビン缶でいっぱいにされ、私のタンスを開けられなくなった。「ゴミだらけにしてやる」と言われた。諦めて私が捨てた。それからビン缶への嫌悪感がひどい〟

〝パートを始めた頃、土日の昼過ぎに帰ると三人分の寿司を頼んでいて、私の分はなかった。子供たちも何がまずいのかわからないようで、悲しかった。それともお父さん怖くて何も言えなかった？〟

生活費をわざと渡さない

私　なるほどね。でもパート始めてからもさ、お金ないお金ないって続いてたじゃん？

母　子供にかかるお金が増えてったんだろうね。携帯三人でしょ、お小遣い二人でしょ、で、子供たち二人ともコンタクトもするようになったしね。で、あなた方二人病院通うようになって。それでやっぱり、かなり苦しかったかな。

〝引越し前は、父が○○（兄）に引っ越ししたらスマホOKと言っていた。引越し後スマホに大反対した。私が契約してあげて、支払っている〞

〝子供にお小遣いを渡したことがない。誕生日のプレゼントもしない〞

私　父はそれまではちゃんと生活費は払ってたの？

母　うん。××（引っ越す前）にいた頃は、月に一六万くらいだったと思うけど、それが多いのか少ないのか私にはわからない。ただ、あなた方が私立の中高入って、その集団の中だととても少なかったと思う。だからお友達もっとお小遣いもらってたでしょ？　そういうことはしてあげられなかったし。例えばだけど、××さん（介護施設のパート仲間）と生活費の話したことがあって、そしたら××さんびっくり仰天で、「それダメだよ、その倍くらいもらわなきゃダメだよ」って言われて。××さん別に贅沢してるわけじゃないじゃない？　子供も公立高校行って。持ち家でローンとかもないし。それでそう言われたから、だいぶ少ないのかな、って思って。弁護士さんにもびっくりされて、「あなたそんな金額で生活してたんですか？」ってびっくりされて、だから他の家はもっと多いんだと思う。

私 前聞いた時、口座のお金が一〇万切ることもあったみたいに言ってたよね。

母 うん、うん、うん。そんな金額になる。赤字が続けば減ってく一方じゃない？ 来月はもうどうなるんだろう、みたいなのはあったし。ほんでボーナスの時に多めにくれるとかもなかったし。

私 生活費減らされるみたいなこともなかった？

母 怒らせて生活費減らされるみたいなことは何回もあって。例えば、一六万のうち三万減らされると結構なダメージじゃん、パーセンテージとして。

〝高速バスで自費で帰省した時に激怒されたので、新幹線を取り、費用をお願いしたら、働いてるのだから自分で出せと言われた。生活費を減らされた。いつ経済制裁を受けるかわからない恐怖が常にある〟

私 てか生活保護レベルだよね。

母 そうなのかな。弁護士さんにもあたしの貯金額とか全部聞かれて、少ないんだろうね(笑)、弁護士費用の払い方も「うーん、悩ましいですね」とか言って(笑)、で分割にしてもらってるんだけど。

私 お金がないって言ってたのはすごい覚えてるな。

母 うん。それはその後の塔子にも影響して（私は家のお金がないと聞いて高校生の頃、援助交際でお金を稼いでいた）本当に申し訳なかったと思ってる。でも足りないっていうのは何回も言ったんだけど、「家賃はお前が払ってないだろう」と。なんで足りないんだ、そんなはずはないだろうと。挙句の果てに、お前の家はお金あるんだろう、とか言われて。だから××（母の実家）から金もらえってことだよね。

〝生活費が足りない時、「お前は金持ってんだろう」「お前の家は金持ってんだろう」と言い、出してくれない。あげく生活保護を受けろと何度も言われた〝

「これが悪かった」が言えないつらさ

私　えー。うん。（時計を見る）わぁ、すごい時間になった。

母　ははは（笑）すごい喋っちゃった。（話しながら）ムース出そっか？（母は昔からおやつによく手作りのムースを出してくれていた）

私　うん。ママがさ、書き留めたやつ（母は父に何をされたかメモ帳に書き留めていたというのを聞いていた）見てもいい？

母　今となってはもう、こんなの子供に見せてはいけないと思って、あたしが離婚成立したら捨てようと思ってたのよ。あるいはあたしが死にそうになったら捨てようとかさ。そしたら子供に見せることなく捨てられるなって思ってたんだけど。ただね、読めるかわかんないよ、すっごい汚い殴り書きなの。話もいっぱい重複してると思う。要は、思い出した時に書いとこうって殴り書きしてただけだから。こんなこと言われてヤだった、みたいなことのメモだよ、そんなんで役に立つのかしら。

私　(メモをサラッと見る) これはあたしが具合悪くなってから書き始めたんだっけ?

母　いや、引っ越す前、モラハラのパンフレットを見た時に (母は図書館のトイレにあったモラルハラスメントの啓発のパンフレットを目にしていた) 全部当てはまると思って、おかしいと思って、そっからだったと思う。思い出せるおかしなことをメモっていって。必要なら持って行ってもいいよ。

私　じゃあ借りようかな。

母　塔子にとっては不快な話だと思うけどいいのかな?

私　うん、大丈夫。

母　あたしは腹くくってるからもういいけど、塔子にとっては嫌だと思うから、そこは大丈夫?

私　うん。

母　全然大したことじゃないのかもしれないけど。自分の中で嫌だったなってことを。

私　なんか難しいんだよね、私もこんな薬とか入院とかになってさ、なんかでもじゃあ何をされたのかってよくわかんないんだよね。何が悪かったのかってさ、わかんないんだよね。

母　でもそれがうちの難しいところなんじゃない? はっきりこれです、っていうのがあったほうがまだわかりやすいっていうか。うちってなんかさ、なーんか。

私　何なんだろうね。

母　うちってなんか、えっ!? てことの積み重ねでこうなってるから。

私　(母、ムースを出してくれる) やったー。

母　おかわりもあるよ。
私　なんか「空気」なんだよね。「空気」がつらかったな。
母　うん、そうだと思う。そうだよね。空気悪かったよね。
私　いただきます。
母　いただきます。ここ（新居）いいでしょ？
私　絶対一人暮らししてよかったと思う。
母　うん、よかったと思う。もうちょっと働かなきゃだけど、それでもやっぱ今のほうがいいと思う。この前○○（兄）と電話したの。その時に仕事増やさなきゃって言って。そしたらえー!?って言って。仕事三つになるわけ？ って。無理しないでくれって言われて。まあそうだけどしょうがないから。三つ目はバイト程度にするから、って言ってさ。
私　なんかもうちょっとピアノのこと活かせるといいよね。
母　ほんとはね。でも生活のことだから割り切ってやんなきゃと思って。そこはもういいやと思って。この生活のためなら全然いいよ。
私　うん。
母　そう、××（母の昔からの友人）来てくれた日にさ、お天気がほんとよくてね、光がいっぱい差して、××が「ここいいじゃーん！」とか言って。
私　うん。（昔住んでた）団地みたいで落ち着くわ。
母　ね。一階っていうのがまたさ（私達は団地に住んでいた頃一階に住んでいた）（笑）目の前草だし。

精神的虐待の影響

私 あたしと○○（兄）がさ、病院通うようになった、っていうのは父には言ったんだよね？

母 だいぶ後になって言ったけど。当時、塔子は自分で覚えてるかわからないけど、「父には絶対言わないで」って言って。

私 あ、そうだったんだ。

母 顔色が怖かったんじゃない？ どんな反応されるか。「何がなんでも言わないで」って言われてたの。ほんで、○○（兄）も同じだった。「絶対言わないでくれ」って。だから言わなかった。それで医療費を請求できなかったっていうのもあるんだけど。まあやっぱ、子供は本当に嫌だろうなと思って。

私 なんか病院行くとさ、父に殴られてた、っていうほうがマシだったたって思うことがあるんだよね。わかりやすくてさ。

母 私も本でそれは読んでて、身体的虐待より精神的虐待のほうが脳のダメージが大きいってね。

私 なんで私だけこんな病気がひどくなったんだろうな。

母 やっぱつらかったんだと思うよ。なんか××先生（母のピアノの恩師）もすごい気にかけてくれてて、「やっぱお兄ちゃんが怒られてるのがすごい怖かったんじゃないの？」って。でも○○（兄）の見てたとかだけじゃなくて、あたしがのびのびできてないっていうのが大きかったと思うの。あのさー、「お母さんを家の太陽にしなさい」っていう話はよく聞くじゃん。

私 そうなの？

母　あー今どきは言わないのかな。昔よく言われてたのは、お母さんを家の太陽にしておくと、子供はほんとにのびのび育つんだけど。そういう点ではうちはできなかったからね。お母さんが言いたいこと言えるお家ってさ、子供もそうなると思うんだよね。あたしが怯えてたのがやっぱり大きかったんだと思う。

私　私がよく覚えてるのはさ、ママが台所の生ゴミのゴミ箱の前でしゃがみこんで泣いてたなーって。ママが泣く姿を何回も何回も見たなって。

母　そうだよね。よくないよね。(涙声)

私　よくないっていうか、父が泣かせてたんだけどね。

母　まあね。最近はテレビとかでいろいろ啓発してるから、今ならあたしももっと早く気がついて、早く相談するなりできたと思う。あたしはだから相談ができなかったんだよね。それこそ閉ざされてて。最初にA国だったってのもネックだったなと思って。実家に逃げるとかできる距離じゃないから。

私　図書館でそれ(モラルハラスメントの啓発パンフレット)見たのはいつなの?

母　引っ越す頃だよ。図書館に本返しに行って、帰りにトイレに寄ったらあった。

私　何が書いてあったの?

母　さっき言ったみたいに、(家から)出さないとか、出かけるのを嫌がるとか、時間の拘束だったり、友達の制約だったり。何だったかなぁ。でもそういうことがつらつら箇条書きになってて、「これはモラハラです」っていうそういう紙だった。

私　もっと私が小さい時にさ、モラハラを受けた子供の特徴みたいなのをさ、ママが××さん(近所の人〉が教えてくれたって言ってママが見せてきたんだけど、それ覚えてる？

母 覚えてない。ほんと？　もっと小さい時？

私 うん。小学生の時かな。

母 そうなんだ。じゃあその時私、自分のこころには響かなかったんだね。それこそ弁護士さんの言う通り、支配されてる状況で、他の声が耳に届かないっていうか、だったんだね。

私 だからそれが、ママは「ママに当てはまる」じゃなくて、ママは「塔子に当てはまる」って思って私に見せてきたんだと思う。子供の特徴、みたいな感じで。

母 そっかー。ごめんね。その時にもっとちゃんと認識してればよかったね。

私 まあね、難しいよね。

母 ねー。本当に今思うと、ほんとに。まあいろいろ重なったのかな。あたし自身が我慢強い性格だったっていうのもあるし。だからさ、もちろんあたしにも責任はあると思ってるんだけど、でも気づくのが遅かったね。まあだから取り戻せないものは本当に申し訳ないんだけど、でもこの先塔子はまだ若いから、いい方向に向かってほしいって本当に思ってるし、私もこうやって出られたから。

私 じゃあ最後に、せっかく録音してるし、ママがここに引っ越して、独立した感想をひと言どうぞ。

母 まだ録音してたの（笑）え、いいよ、とっても。なんか眉間にしわが寄ることがない。なんかねー、あぁってことがない。ずっと穏やかでいられるかな。いいよ。ほんと、塔子の話じゃないけど、空気が違うね。

嫌がらせメモ

ここには書いてない雑談も含めて、三時間にわたって私達は話した。母は仕事に出発しがてら私を駅まで送ってくれた。帰り道の電車の中で、母から借りた、父からの嫌がらせ内容が書かれたメモに全部目を通した。会話の途中に挿入されているのはそのメモからの抜書きである。メモを読み終えて、話した内容を書き起こそうとパソコンを開いた時、自然と涙が出てきて止まらなかった。母と兄と私が感じてきた痛みをもう一度痛み直しているかのようだった。

メモには、私が知らない母や兄の物語も、私が忘れていた私の物語も書かれていた。

〝結婚してる限り絶対家事はしないと言われた。徹底的に家のことをしない。電球、蛍光灯交換、修理、すべて私〟

〝業者から洗車するように言われたら「お前がやれ」「お前のほうが乗っている」。走行距離は全然違うのに。私は平日も土日も働いている〟

〝震災後、ガススタンドが二時間待ち。計画停電で（父の）職場休み。私は仕事だったけど「スタンド行け」と言われて行った。二時間待ったと言ったらねぎらうどころか「お前が行くのは当たり前。俺が行けるわけないだろ」と吐き捨てられた〟

〝ＰＴＡの引継ぎで（帰るのが）遅いと言って学校まで乗り込んできた〟

〝夜、先に寝ると怒る。病気でもダメ、翌日に大事な予定があってもダメ。いつも睡眠不足〟

〝とにかくルールを守らない。交通違反、ゴミ出し分別しない、授業料の払い方を守らない、期限を守らない、ズル、自分が悪くても謝らない〟

〝子供を後部座席に乗せてドライブして、後ろの車がひっつくと「急ブレーキかけてやる」と言って本当に急ブレーキをかける。塔子が怖がっていつも泣き出した。何度も死ぬ思いをした〟

兄への支配

〝○○（兄）の体操教室。こんな下手なくせに何が楽しいんだ、と言った〟

〝○○（兄）のこと、「勉強ができないのになんでバドミントンを許すんだ」と日頃から怒っている。ラケットやシューズの費用を一切出さず、合宿の費用も私が何回も出した。バドミントンやめさせろと何度も言われ、××先生に相談した〟

〝こんな成績で部活合宿に行かせるのか、と激怒。部活反対〟

〝○○（兄）、先生が怒ったりイヤミを言ったりすると父とダブって吐き気がしてその場にいられないようになった。閉所恐怖で学校の授業や塾に出られなくなった〟

〝○○（兄）、過敏性大腸炎〟

〝○○（兄）の文学部（志望）をボロクソに言った。文学部の先生の悪口まで言う〟

〝××（兄の選んだ大学）に進学したいと言った時、「お酒飲んだからダメー」と相手にしない〟

〝××（兄の選んだ大学）に反対。その後私を無視する。お前がたきつけたんだろうと言われた。

○○（兄）が自分で決めたのに〟

私への支配

〝塔子の塾の帰り、七時三〇分終了の日は（父が）迎えに行った。私が行くのは許さない。夕食が遅くなるから。塔子の出てくるのが少しでも遅いとすごく怒った。塔子はいつも泣いて一人で帰りたいと言った〟

〝塔子、中学合格して塾の友達と原宿へ。○○（兄）が鍵を忘れて帰り（父の）職場にもらいに行ったら私に激怒。場が壊れてみんなで帰った〟

〝××さんのパーティーで、初めてのテニスに夢中で帰宅が遅れたら激怒。謝っても怒ったまま。塔子が泣いて場が壊れた。かわいそうすぎる〟

〝子供が日曜に体育館に行くと不機嫌。塔子にいつ勉強するんだ、お前は不良だと言った〟

〝塔子、中三の時部屋の鍵をかけたことで激しく怒鳴られ、過呼吸、ケイレンが起きた（テタニー発作と医者で言われた）。学校でも過呼吸を起こして何度も迎えに行った。体温三四度の連絡も受けた〟（部屋は自分の部屋ではなく家族共用の部屋だという理屈で鍵をかけることが禁じられていた）

〝塔子のカナダ（ホームステイ）に反対。短期間でうまくなるはずがない、遊びと一緒だ、なぜ今行く必要があるのか言ってみろと怒鳴った。カナダ後、塔子と私を無視。ステイ中も塔子の名前さえ出さなかった〟

〝塔子は頭がもやもやする、吐き気がすると言うようになった〟

〝塔子、朝学校に行けなくなった。部活休部〟

〝塔子が夕飯を共にできなくなった時、私に対して「お前はなぜそれを許したんだ」と激怒〟

〝塔子が部屋から出てこれるようにソファを動かした（動かしたいから配線を手伝ってほしいと言ったらダメだった）。動かした後、「知らない。勝手なことをした」と激怒。塔子の心配はしない〟

〝一人暮らしになった塔子の生活費は出さない。こちらの生活費四万減らされた。相談なくいきなり。更に二万減った〟

〝塔子が家を出る時の引越し費用、家財の費用全く出さない〟

〝塔子、入院が続く。九月入院時、「なんでお前は塔子を放っておいた！」「何のための一人暮らしだ！」と怒りメールが来た〟

〝怖いだけ。子供のために頑張る〟

〝二〇一九年から心筋梗塞傾向〟

〝病気になってあたりまえ。（父の）言うこと聞いてた自分がバカ〟

聞けなかった質問

私は、母の窮状にも兄の窮状にも、これほど深く気づくことはなかった。私は私で自分のことで精一杯で、自己中心的だったのだ。そして私は母に洗脳されていたと思っていたけれど、母や兄のことにあまり思いを馳せることができていなかったという点で、父にも洗脳されていた部分があったのかもしれないと思うようになった。

私は母にLINEした。

〈私から〉ママ、メモ全部読んだ。こんな大変だったのに育ててくれて本当にありがとうね。私、「生まれてきてよかったと思うことは一生ない」と思ってたけど、ママが望んで産んでくれたって聞いて、頑張って生きようかなって思ったよ。ありがとう。

「生まれてきてよかった」とまではどうしても言えなかったけれど、ちょっと生きるのを頑張ってみようかなと思ったのは本心だ。

〈母から〉塔子、私も今LINEしようと思ってた！ 私のほうこそ、今日は来てくれて本当に嬉しかったの♡ つらい内容のメモだったでしょ……子供がどんなにつらかったかと思うの。頑張って生きてくれて、本当にありがとう。（目がうるうるした顔文字）

私は、週に一度精神科に受診する時に、一週間のあいだに起きたことや考えたことをメモした「診察ノート」をいつも医師に渡して読んでもらうようにしている。診察ノートにはこう書いた。

「本を書くに当たって母に会ってインタビューしてきました。母の傷つきがよくわかりました。私にしたことはやっぱり何も覚えていなかったけれど、仕方がなかったんだとやはり思います。私の父は子供が欲しくなかったけれど、私は母が望んで生まれてきたということがわかって涙が出ました」。母にとって、家族の崩壊や子供たちの精神疾患の原因は、やはり父にあるのだった。母は、私にしてきたことを思い起こすことはなかった。

実は、私は母に聞きたいことのメモの中に「『塔子は父に似ている』って言われつつ、父の悪口を聞いていた。だから私はママに死ね死ね死ねと毎日言われ続けてるのと一緒だった。でも引っ越し前後の頃、ママはつらくて精一杯で、自分が何を言っていたかとかあんまり覚えてない？」「正直に、私のことを愛せなかった時もある？」という質問を用意していた。

でも、それらの質問は、母が涙をためて「二人目はあたしがどうしても欲しかったの」「（生まれたのが）ほんと嬉しくてさ」と言った時点で、もう聞けないいや、聞かなくてもいいや、という気持ちになっていた。

母と話して、父というブラックボックスの謎はより深まった。なぜ私達を苦しめたのか。それは依然としてわからなかった。そして私達家族のあいだで起きていたことは、母と私の二人をもってしてもうまく言語化できなかった。家族の中に流れていたのは「暴力」であったとは思うが、「これ」というはっきりしたものはないのだ。支配と服従、そして何とも言えない緊張した険悪な雰囲気が家族みんなを蝕んでいたのだった。

10　父との交流

父のことは怖くてたまらない。それは、私の全細胞に染み付いている感覚である。

昔の父は些細なことで不機嫌になり、怒りが爆発すると相手が泣いて屈服するまで怒鳴り、ありったけの罵詈雑言を吐かないと気が済まなかった。家庭のルールを厳しく定め、ルールに反した時や父の気に入らないことがあった時に怒りを爆発させた。

父は時間に関して非常に厳格であった。必ず夜七時から七時四〇分のあいだ、その中でも九割方、七時二〇分に仕事から帰ってきた。そして帰ってきてすぐ「一汁三菜」の揃った夕食を食べなくてはならない、というのが強迫観念のようだった。そのために、七時にはそれを作っておかなければならないのだった。母が七時まで仕事がある日や母の具合の悪い日は私がその役目を担った。学校から帰ってきて買い物に行って七時までに一汁三菜を仕上げなくてはいけない、というのは相当なプレッシャーだった。母の仕事が七時に終わっていないとか、帰ってきてすぐ夕食が食べられないとか、父にとっての予定が狂ってしまうと、父はたちまち怒ってしまい母は叱責された。

また、長らく「子供は八時半に寝なくてはならない」と決まっていて、布団に入るのが一〇分でも遅れると怒鳴られ、布団に入ったとしても一緒に寝ている兄と暗闇の中でひそひそとお喋りを続けていると、襖がガンッと開けられ「うるさい！　早く寝ろ！」と怒鳴られるのだった。

ルールと爆発

テレビを見てはいけない、というルールもあった。古い洋画好きの父がＤＶＤを再生するためだけに、ブラウン管の地デジに対応していないテレビが存在していた。特に、「民放（ＮＨＫ以外のチャンネル）を見ると頭が悪くなる」という父の信念のため、私はYouTubeを見るようになった中学三年生の頃までは、「民放」というのがどういうものか見たことがなかった。なので、学校ではテレビや芸能人の話題には全くついていくことができなくて、いつも学校で疎外感を感じていた。

私たちは父に隠れて、父が仕事から帰ってくるまでのあいだ、ＮＨＫの「ニュース７」を見ていた。そのことがバレないように、団地の薄いドア越しに父が階段を昇る足音と鍵をチャリチャリと鳴らす音が聞こえた途端、ダッシュで「ニュース７」を消して何事もなかったかのように食卓の前に座るのだった。

友達の家に行ったり友達を家に招いたりすることも禁止されていた。幼稚園や小学校のみんなが放課後に誰かの家に集まって遊ぶなか、私だけは一人家に帰らなくてはいけなくて、そのことでも私の交友関係は制限され、そのせいか昔から人付き合いは苦手である。遊ぶのは同じ団地の子だけで、幼稚園や小学校で友達を作って遊ぶことはほとんどなかった。父が出張で家に帰ってくることがないと保証されている時だけ、チャンスとばかりに母が団地の友達を家に招くことを許してくれるのだった。

父は家でもずっと仕事をしているため、その集中を破ってしまうような行為も父を不機嫌にさせた。例えば、父が仕事をしている時に母が洗濯機を回し始めると、「俺がいる時に洗濯するな」と怒ってしまった。母はおそらく気づいていなかったと思うが、母が料理する時に台所の換気扇を回すとその音でたちまち父はイライラし始めるのだった。

何かあると人のことを泣かせるまで怒るくせに、私が泣き出すと「うるさい！ 泣くなら外で泣け」「お前の顔を見てると不快だから出ていけ」と言われてしまうのだった。私は家の外に出されるのが怖くて、できる限り父の目に触れない物置で息を殺して泣くようにした。母は「子供が父に怒られている時に私が子供をかばうと火に油を注ぐだけだから」という理由で子供をかばうことはしなかった。

父は車好きで、日曜日になると車を出していろんな所に連れて行こうとすることも多かったが、まず出発前に母の準備が遅いとイライラし始め、さらに家族が車の中で運転する父の話し相手をせずに車に揺られて眠ってしまうとイライラが加速し、目的地に到着する頃にはすっかり父は不機嫌になってお出かけは台無しになることが多かった。

怒りはあらゆる方向に

何より夜が怖かった。八時半に寝かされても、襖越しに父の怒鳴り声が聞こえるので全く眠ることができなかった。私は幼稚園の頃から寝付きに二、三時間かかる不眠症だった。

特にひどかったのは兄が中学受験のために塾に通うようになった頃。私だけが八時半に寝かされ、兄が父に勉強を教えられていた。毎晩兄は怒鳴られながら勉強を教わっていた。兄を慕っていた私は、兄が怒られているのは自分が怒られているのも同じで、恐怖で襖を隔てた暗闇の中で一人涙を流した。とても孤独で、こころは恐怖に埋め尽くされていた。

キリスト教系の幼稚園に通っていた頃から毎日、「家族や私が死にませんように。助けてください」と毎晩お祈りした。それは「お祈りをしようがお祈りを忘れようが状況は何も変わらない」と気がついた小学四年生頃まで約七年間続いた。ただ、怒鳴り声が聞こえなくなるように、耳を塞いで「耳が聞こえなくなりますように」と願っていたら、神様はそのお願いだけは叶えてくれたのだった。小学四年生の時、私は突発性難聴を患い、右耳だけ今でも難聴である。

私はやはり父に似ているからか、繊細だったからか、母や兄よりも「父が何をすると不機嫌になるか」を敏感に察知することができた。だから私は、父がいる時に自分が料理する時は換気扇をつけなかったし、出かける車の中で父がバックミラー越しに後部座席で子供が眠ってないかチェックしているのに気づいていたので頑張って眠らないようにもした。

また兄が怒られていたことは避けるようにした。兄は勉強をせずに怒られていたので私は強迫的に勉強したし、兄が「ゲーム機が欲しい」「スマホが欲しい」と言って父に「そんなくだらないものを使ったらバカになる」とボコボコにされているのを見て、私ももちろんゲーム機やスマホが欲しかったけれどぐっとのみ込んで主張しなかった。そのおかげか、私は母や兄より父のターゲットになることは少なかった。

父の怒りは家の中だけにとどまらなかった。一時期、団地に野良猫が住み着きどんどん数が増えてきたことがあった。同じ団地の猫好きな人が餌をあげていたのだ。父の大切な車の上に猫の足跡が付いたり、車の下に猫が潜んでいたりすることに父は怒りを爆発させた。餌をあげていた団地の人を「ネコババア」と呼んで、何度もその人の部屋に怒鳴り込みに行った。ただネコババアもなかなか屈しない強い人だったので、争いはヒートアップして、警察が呼ばれて警察沙汰になるのだった。警察とはたびたびバトルになり、「公務執行妨害で逮捕するぞ」という脅しを何度も耳にした。

職場の上司とトラブルになり、「アイツを殺しに行く」と夜に家を出て行ったこともあった。その夜は一晩中、「私はこれからついに殺人犯の娘になるんだ」と思って涙が止まらなかった。

思慕と憎しみ

とはいえ、父は鬼畜の時もあれば、私のことを気まぐれに可愛いがってくれる時もあった。

父は本好きで、家には天井に突っ張るタイプの大きな本棚が七つくらいあって、蔵書は優に数千冊を超えていたと思う。私がまだ文庫本を読めないような幼い頃、父は文庫本を少しずつ読み聞かせしてくれたことがあった。角田光代の『キッドナップ・ツアー』と、伊集院静の『機関車先生』の二冊を長い期間をかけて読んでくれた。長いお話を少しずつ読むので、続きが気になって仕方がなくて楽しみだった。『機関車先生』のラストの切ないシーンで、父は声を震わせ「あぁ読めない」と涙を流しながら読んでくれた。私は父が本に感動して泣くこころを持っていることに心底驚いた。

土曜日はよく父と二人で手を繋いで図書館に出かけた。私は繋いだ手に体重を預けて父に寄りかかるようにして歩いて、私たちはそれを「ナナメ人」と呼んでいた。父は児童書にも詳しくて、おすすめの本を教えてくれては毎回大量の本を借りて帰路に着くのだった。私は父のおかげで本好きになり、たくさんの本たちが私の感性を育んでくれた。

春休みに、母が兄だけを連れて母の実家に帰ってしまったことがあった。「小学生に留守番をさせてはいけない」というポリシーを父は持っていて、春休みで学校がないので、私は本や立体パズルを持ってずっと父の職場に居た。仕事をする父の姿は「偉い人」という感じがしてかっこよかった。

母がいないあいだ、父はチャーハン作りに凝っていた。いかにパラパラのチャーハンを作るか、たくさん一緒に実験をした。一緒に長い散歩もした。母がいると父と仲良くすることが許されない雰囲気があったけれど、母がいないあいだは父に甘えられた。

父との楽しかった記憶は小学生の途中で終わっている。母の手もあってか、だんだんと父と私の仲は引き裂かれ、家庭の厳しい状況のすべての根源は父にあると思うようになり、父のことを憎むようになっていったからだ。父を見ると自然に殺意が湧いて仕方がなくなったのもこの頃からだ。

中学三年生の時に父と母が家庭内別居を始めてから家の中に会話はなくなり、私が実家を出るまで六年ほど、同じ家に住んでいながらほとんど会話を交わすことがなかった。交わした会話といえば、中学三年生の頃一度怒られた時くらいだった。なんで怒られたのかもはや忘れてしまったが、父は激怒した。私が泣いて過呼吸になっても父は怒鳴り続け、テタニー発作(過呼吸による電解質異常で手足がけいれん・収縮・硬直する発作)を起こして足が収縮して倒れ込み、手が変な形に硬直するまで父の怒りは収まらなかった。

父も壊れる

それ以外会話を交わした記憶はあまりない。同じ空間にいることもほとんどなかったが、たまに見かける父の様子がだんだんおかしくなっていることに高校二年生くらいの時に気づいた。表情にあきらかに曇っていて、今にも自殺するのではないかというような切迫した雰囲気を感じた。私は学校から帰ると、父が首を吊っているのではないかと思って毎日トイレと浴室とクローゼットを開けて確認してから自室に入るのが習慣になった。ソファに置いてあった父の名前が書いてある薬の袋をこっそり覗くと、抗うつ薬や睡眠薬が入っていた。父も精神科に通うようになっていたのであった。

ある時、マンションのエレベーターでおじさんと遭遇した。私はエレベーターで男性と二人になると何かされるのではないかといつも警戒するのだが、そのおじさんは「こんにちは～」と爽やかに挨拶してくれたので安心した。私も「こんにちは～」と返した。ハットをかぶったオシャレなおじさんだった。行き先は同じ階だった。エレベーターを降りておじさんの後ろを着いて歩く。隣の部屋の人かな？と思ったら私の家の前でおじさんは止まった。私は家の前に立ち尽くした。おじさんもぎょっとして私のほうを振り返った。「あぁ、きみか！」。「父か！びっくりした」。私たちは長らく交流が途絶えていたせいで、エレベーターで遭遇してもお互いのことを認識できなかったのだ。

東大に合格した時、私は父に「東大に合格しました」とメールを入れた。父からは「合格おめでとう。今まであなたの人生を邪魔してごめんなさい」という返信が来た。もうそのメールは残っていないので、自分がどう返したのかもわからない。父は何かを反省しているようだったけれど、具体的に何をどう反省していたのか察することはできなかった。昔はあんなに怒り狂うエネルギーのあった父が、子供に謝ってくるほど精神的にしおれてしまっていることがどこか怖くも寂しくも思えた。

それ以来、私たちは対面で話すことは依然としてなかったが、たまにメールを交わすようになった。今までいろいろな診断名を付けられてきたなかで、私が初めて複雑性ＰＴＳＤと診断された時、「これは家を脱出する大チャンスだ」と思い、次のような提案のメールを出した。

父とのメール

私　2020／05／29

父へ　おはよう。父の調子はどう？（コロナの）宣言解除で外食とかもしやすくなったのかな。引き続き父も健康に気をつけてね。さて、昨日診察があって、日本では正式な診断じゃないんだけど、世界ではそれなりに普及している診断で、「複雑性PTSD」という状態像が一番当てはまると言われました。簡単に言うと、長期間繰り返し傷つき体験を重ねると、普通のPTSD症状に加えて慢性的に悲観的な考え方をしちゃう、などの症状が出ます。ネットで調べるといろいろ出てくるかもしれないけど、父とママの相性が悪かったのは不運なことだったし、私も繊細な性格だったから、誰も悪くないと私は思ってるよ～。担当医は、場所を変えて一人で暮らすのが私にとって一番落ち着く良い方法だ、と言っていて、私も不安はあるけどそれがベストなのかなぁ～と思っています。父とママが仲が悪いことはやっぱり見てて悲しいから。父の賛成と協力が得られれば就職より一歩先に一人で暮らすことを考えても良いのかな、と思っています。……私にはよくわからないんだけど、私が出ていったら父とママはどうするのかなって心配しています。別れて別々に暮らすのなら、私が出ていくことで別れる時期が早まったら父とママのストレスも減るかなぁ……とかも少し思いました。長くなっちゃった。ごめんね。お返事いつでもいいよ～。塔子

父　2020／05／30

塔子様　おはようございます。調子はいかがですか。今日は良い天気。緊急事態宣言中は季節も感じられず、なんだか気分的に灰色の休暇という感じでした。少しずつ季節感も取り戻せたらと思います。病気については、私は申し訳なく、責任を感じます。本当にごめんなさい、これまでの経過もほとんど知らなかったのもあるし、君にメールをしてはいけないと思っていたので、謝る機会もなかった。重ねてごめんなさい。君のほうがわたしよりずっと大人だ。お医者さんが勧めるのであれば一人暮らしをするのは良いのではないかと思います。安全で学校に通いやすい所を選んでください。我々の別居については、これまでの経緯を考えるとすぐに実現するのは難しいのではないかと思っています。私が退職する時に可能になるのでは。わからないが。それでは、あせらず養生してください。ごきげんよう。

ラスボスは誰？

「病気については、私は申し訳なく、責任を感じます」

大学に合格した時のメールもそうだったが、父は何を反省し、何を私に謝りたいのだろう。それが全く伝わってこないと思った。私は強大な父の支配下において長い期間すべてを我慢し耐え忍び、父から虐げられていた母や兄からの八つ当たりにも耐えて生きてきた。その内実をわかって謝っているとは到底思えなかった。ただただ、「自分と妻の仲が悪かったから娘が病気になった」、なんなら「妻のせいで自分たち夫婦は決裂した」と思っているのだろう。

父が空ける大量の酒の缶やビンのゴミ捨てを、母が「自分でやってください」と父に伝えた時のことをよく覚えている。父は、「なんでお前はそうやっていつも私に嫌がらせをするんだ!!」と激昂したのである。私は驚愕した。父は母から「嫌がらせを受けている」という認識を持っていたのだ。

私にはわからない。母が、父に嫌がらせのようなことを本当にしてきたのだろうか。それとも父は、「七時にご飯が出てこない」とか「自分の仕事中に母が外出している」といったことも含めて「嫌がらせ」だと受け止めて、それで「妻から嫌がらせを受けている」という被害の感覚で精神を病んで精神科にかかるようになったのだろうか。

どちらにしろ父が被害の感覚を持っていることは確かで、でも、だとしたら母が加害者なのかと言ったら私の目からはそうは思えない。では誰がこの家庭の絡まりあった暴力のラスボスなのだろうか……。父も母も酒の缶やビンを捨てなくなり、リビングの床にそれらが転がるようになった。その光景が私のこころをどれほど荒廃させたかを、少なくとも父は想像できていないだろう。

ちなみに、私からのメールは自分でも優しいと思うし、優しくするよう努めている。それは、父がこの先孤独に自殺するのではないかということを案じているからだ。どんなに怖く、かつて殺したいほどの憎しみを抱いた相手であっても、唯一の父親であり、共に過ごした楽しかった時間の微かな記憶が残っている限り、「どうぞ勝手に自殺してください」とは思えないのだ。

関わるのは怖いけれど、なんとか私だけでも繋がりを保ち、自殺しないようにケアしている。結局自分が大人になってからは、怖かった父のことも「ケアが必要な存在」として私は見ているのである。

本当は、「父とママの相性が悪かったのは不運なことだった」なんて思っていない。無理やりそう書いただけだ。父と母の不和は私にとっては日常だったけれど、入院して仲良くなった病棟看護師さんと話をするなかで、家庭では素敵なパパをしている男性看護師さんたちから、夫婦というのは話し合いを重ねて互いに歩み寄りながら協調して家庭を作り上げていくものだ、という話を何度も聞いた。そんな努力が私の両親のあいだに少しでもあっただろうか。それを怠るどころか、暴力を発動させた私の両親はやはり罪深いと思う。ラスボスの正体がよくわからないけれど、それでも「誰も悪くない」わけなんてない。私はメールで嘘を書き連ねている。

子供はゲームキャラ

私　2020／06／05　塔子です

父へ　突然なんだけど、主治医（院長だよ！）が、病状説明とか、入院の予定とか、今後の生活の話（どう安全に一人暮らしするか、学校はどうしたらいいか）、父にも知っておいてもらったらどうかな、って言ってるの。お金も払ってくれてるし。時間取って申し訳ないんだけど、来週あたりの平日で、××（病院）に来れる時間ないかな？　ごめんね。いつもありがとう。　塔子

父は病院に呼び出されて医師と面談した。その後、父と私は一緒に病院から出かけ、何年かぶりに食事を共にした。緊張していたのでどんな時間を過ごしたかおぼろげにしか覚えていない。他人が立

てる大きな物音や大声をトリガーにたびたび病院でパニックを起こしていることを話すと、帰りがけに家電量販店に寄って数万円する高性能なノイズキャンセリング付きイヤホンをぽんと買ってくれた。「私にできることはこのくらいしかないから」。父はそう言っていた。

欲しかったイヤホンを手に入れて、私は嬉しかった。でも嬉しさを感じたのは、イヤホンそれ自体に過ぎなかった。そのイヤホンには、父の愛情（もう愛情というものが何なのかもよくわからないが）は乗っかっていなかったから、「父からもらった」ことに何の喜びも感じなかった。いわゆるパパ活と同じ。「お金がある人から高いものもらえてラッキー！」、そんな感覚だ。

イヤホンは、次世代のものが出た時に、パートナーが新しく「♡TOKO♡」と刻印したものを買ってくれて、今はそれを大事に使っている。父からもらったイヤホンはどこかに行ってしまった。転売してお金に換えたような気もする。

「私にできることはこのくらいしかないから」と言うが、お金を施す以外に、病気の娘に何かしらの温かなものを与えるという発想がないのだ。ちなみに入院費も、学生時代は母が父に請求の嘆願メールを出さないと支払われなかったし、私の病気の責任を母にすべて押し付け、母のことを「なんで塔子の面倒を見ていないんだ！」と叱責したと聞いた。

「責任を感じています」という父の言葉の「責任」を感じ取ることは難しい。ちなみに社会人になってからは親の援助を断ったので、私のささやかな給料の大方は入院を含めた医療費に溶けている。

エピソードだけ見ると、「娘に愛情をうまく伝えることのできない不器用な父親」に見えるかもしれないし、父は実際そういう自己像を持っているのかもしれない。でも、何か空虚なのである。私は父から「愛されている」と実感したことがない。

きっと父親にとって、子育てはゲームのようなものだったのだと思う。自分の気が向いた時にやりたいようにやるもの。私が東大に受かったとか、父の意に沿った出来事があればアイテムをゲットしたみたいに喜び、私が入院したとか父の意にそぐわない出来事が発生すれば、仕方なくトラブルシューティングする。それでも解決できなければゲームをやめればいいだけの話。気に入らなさすぎて苛立てばゲーム機を床に叩き付ける。そんな感じだと思う。

父は私たち兄妹が中学受験の塾に通っていた頃、私たちのテストの成績を見るサイトに熱中していたらしい。ゲームキャラを操作し、キャラの戦闘能力の上下に一喜一憂する遊び。子供なんて父にとっては「人間」ではなかったのだろう。

死を誘う引力

父　2023/01/16　遅ればせながら

塔子様　こんにちは。遅ればせながら誕生日おめでとう。良い年になるといいですね。年の初めの挨拶もできなくて申し訳ないです。彼女がいるとリビングに行きづらいもので。

この年、私は年始に「母が一人でお正月を迎えるのは可哀想だ」と思い、母の顔を見に実家に久しぶりに顔を出した。父の部屋のドアは閉まりっぱなしで全く顔を合わせることはなかった。やはりこの文面に表れているのも「被害の感覚」だと思う。家庭内別居を始めて同じ空間に居合わせないようにしていた両親にとって、互いの存在は自分を脅かしてくるものとして感じられていたのだろう。

私　2023/07/21　いらない本があれば

父へ　暑い日が続いていますが体調はいかがですか。もうすぐ私は二つ目の本棚を買います。前に父が「本を整理している」というようなことを言っていた気がするのですが、父のいらない本で私が読みたいものがあれば引き取ろうかと思うのですが、どうでしょうか？　塔子

父　2023/07/22

塔子様　暑いですね。いかがお過ごしですか。私のほうは少しずつ慌ただしさも減ってきました。本の件。引き取っていただけるならばそれほど嬉しいことはありません。絶版や手に入りにくい本を除けば、文庫、新書の多くは持っていってもらってかまいません。よろしくご考慮ください。

父が、終活のため、紙の本は捨てて電子書籍に切り替えているというので、紙の本が好きな私は本を引き取りに実家に行った。父は自分の死を意識するにはまだ早すぎる歳である。この家には、死を誘う引力が渦巻いているようだ。私が「様子がおかしい」と思っていたいっときの父よりは穏やかに見えるが、やはり父の中には死への思いがまだ残っているのだろうか。以前「夏目漱石の享年を超え

てしまった」とぽつりと言っていたのを思い出した。

母が家にいない時間を選び、父と数年ぶりに実家で顔を合わせた。本を一つ一つ手に取り、「これ持ってっていい？」と尋ねると、たいていは「どうぞ」と返ってくるのだが、時々「それは置いといて」と言われることもあった。思い入れのある本が父にもあるのだった。

父は、神谷美恵子の『生きがいについて』を手に取り、「これ、君の愛読書」と手渡してきた。『生きがいについて』は、小学生の時に家の本棚で発見した時、そのタイトルを見て「父は生きることに悩んでいるのか⁉」と衝撃を受けた本である。それからこっそりと何回か読んだけれど、私が読んでいることを父が把握していたことにまた驚いた。そういう思わぬところが父にはあるから、父のことはよくわからないのだ。

私　2023／＊／＊（父の誕生日）　お誕生日おめでとう！
父へ　お誕生日おめでとう‼　寒くなってきたけど健康に気をつけて過ごしてね。ママが引っ越したって聞いたけど、もし××（実家）の家から父も引っ越すようだったら、私の物を引き取ったり、引っ越しのお手伝いしたりするから気兼ねなく教えてください。父の幸せを願っています。　塔子

私　2023／＊／＊（父の誕生日）
塔子様　体調いかがですか？　メールありがとう。しばらくはここで静かに暮らすつもりです。というか、もう少し断捨離をしないと。塔子の物はそれほど多くないし、防音室は使っていないので問題

はありません。あなたのママとうまくいかなかったことは大変申し訳ない。けどどうしようもなかった。塔子の父であることは変わりないし、××（実家）にも好きな時に帰ってきていいです。何もないけどね。齋藤さん（パートナー）にもよろしく。お互い寛容に仲良く過ごしてください。また。

母がやっと父の家から脱出したちょうどその頃のメールだ。父に「塔子の父である」という認識があることを初めて知り、何とも言えない気持ちになった。ずっと自分のことを孤児だと思いながら生きてきたのに、突然「父です」と名乗る人が現れたような感覚だ。それは嬉しいことである気もするけれど、「今さら来られても」「なんでもっと早く現れなかったんですか？」みたいな戸惑いもある。父が父としての責任を果たしたことと言えば、学費を出してくれたことであり、そこには深く感謝している。しかし、その感謝が全部上から黒く塗り潰されてしまうかのような、家族のこころを破壊した悪行を成してもなお、「塔子の父である」と名乗るのにあの人はふさわしいのだろうか。

モンスターになった理由

私にとって父はブラックボックスである。父はとてつもなく怖い存在だけれど、たくさんの小説を愛する細やかな感性もおそらく持っている。私はいろいろな学問を学び、「根っからの悪人はいない、悪人になってしまう背景が何かしらあるのだ」と信じるようになった。モンスターみたいだった父にも、モンスターになった理由があったのだと考えている。というより、何かしら私たちが虐げられた理由や説明がなかったとしたら、二〇年以上かけて殺意を乗り越えてやっと固めてきた「今まで起きたことは仕方のないことだったのだ」という私を支える信念の柱がガラガラと崩れて、また「私が死ぬか、家族が死ぬか」の振り出しに戻ってしまうようで怖いのだ。

母から断片的に父の話を又聞きして、父も生きづらい子供時代を過ごしてきたのだろうと、勝手にストーリーを作ってみる。

《父の両親は、当時には珍しく自営業の共働きだった。そのため実際に父の面倒を見てくれていたのは父の祖母だった。父の両親は「勉強のできる息子」という表向きの父を溺愛していたけれど、細やかな感性を持った「本当の父」を見てくれなかった。おばあちゃんっ子だった父は小学生の頃におばあちゃんを失った。その時から「本当の父」を見てくれる人はいなくなった。父は勉強ができる一方で、高校生の頃から相当なヘビードリンカーかつヘビースモーカーだったことを父の両親は知らない。本当の自分を誰も見てくれない子供時代を過ごし、母と結婚した新たな家庭で、奥底にあった傷つきや怒りや悲しみが、甘え直すかのように父の中から漏れ出てしまった……。》

本当は、父にいろんな疑問をぶつけてみたい。どんな子供時代だったの？　何かつらいことでもあったの？　ママのことを最初は愛していたの？　そもそも愛情ってどういうものかわかる？　子供のことを自分では愛していたと思ってる？　何のために私たちを支配したの？　自分では何のせいで家庭が壊れたと思ってるの？

すでに食われた者として

ある人から、「そういう疑問ってお父さんに聞けないの?」、「聞けないのなら、手紙の形でお父さんに本音を伝えてみたら?」と言われた。しかし、そんな提案を聞くだけで身の毛がよだってしまう。「なんで?」と聞かれてもうまく答えられない。正体がわからないモンスターと相対する恐怖だろうか。テタニー発作を起こした身体の記憶が父を生理的に拒絶しているのだろうか。

手紙という形で、空想上でも語りかけることは困難である。今までも本当の「意思の疎通」なんてできたことはないのだから、書いたとしても嘘くさいものができるだけだろうし、空想上の手紙を父が読むことがないとわかっていても、自分のこころの内を、他人のこころを食い物にする捕食者に差し出すような真似はできないのだ。

人を食らう『進撃の巨人』の巨人に自ら会いに行く人はいないだろう。父は「人を食らう巨人」なのだ。防護壁を破壊して侵入してくる。その巨大な体躯で家々をぐちゃぐちゃに踏み潰す。あざ笑うかのように人を指でつまみ体を噛み裂きながら容赦なく食らっていく。私たちはその犠牲者である。『進撃の巨人』の巨人には正体があるし、弱みもある。しかし、すでに食われてしまった人間にはそれを知る由もない。既に私たちは巨人の体内でどろどろに溶かされて、破壊されてしまったのだから。

column　家族の呼称

「父」と呼ぶようになった経緯

私たち兄妹は、父を「父」、母を「ママ」と呼ぶ。父を呼ぶ時に「父」という人は周りにいなかったから、私は幼い頃から恥ずかしくて誰にもこれを話さなかった。

なぜ「父」と呼ぶようになったのか。その呼び方は物心ついた時から自然とそうなっていたから、家の中で改めて尋ねることはなかった。父本人に聞くのもなんだか怖くて聞いたことがなかった。そこで今更だが母に尋ねてみた。

父は、「子供は明治時代風に育てる」と言っていたそうだ。父が「明治時代風」をどのようにイメージしていたかはわからないが、明治時代とは「家父長制」が始まった時代である。江戸時代までは、男女にどちらが上、どちらが下というのはあまりなかったようだが、明治時代になって、家長たる男性が家族に対して絶対的な支配をする家父長制を政府が推進したようだ。推測するに、父はやはり自分を絶対的な権力を握る存在として、家族を完全に支配下に置きたかったのだと思う。実際、親子間の権力勾配はもちろん、男尊女卑が家には根付いていた。だからやはり私は家の中で一番弱い存在だった。兄ではなく私が、母の代わりに家事をよく担ったのもそういうことなのだろう。

兄が生まれた時、明治時代風に育てるに当たり、父は子供に「父上」と呼ばせることを決めたという。「お父さん」「パパ」は何がなんでも嫌だったという。母が「そんな呼び方をさせる人はいないから子供がいじめられる」と何度心配を吐露しても、父は強硬に兄に「父上」と教え込んだ。

結局、言葉が出るのが遅かった兄にとって「ちちうえ」という言葉は難しく、「ちち」としか発音できなかったため、そのまま父の呼称は「父」になってしまった。私が生まれた時にはすでに家の中で父は「父」だったから、私も自然とそう呼ぶようになってしまった。

世間から見ると変ではあるが、「父」という呼び名がやはりあの人にしっくりくる。決してあの人は「パパ」ではない。「パパ」という呼び名がまとっている、可愛らしいような、甘えが混じったような、そんな関係を私たちは築いてこなかった。「父」という呼び名には、父とのあいだにある侵してはならない絶対的な距離と権威性が込められていて、存在の前にひれ伏すことを要求するような響きがそこにはある。

子供は名前で呼ばない

父はまた、家族のことを名前で呼ばない。目下の者を名前で呼ぶという発想がないのだと思う。たいていは「お前」「君」だ。怒っている時は「お前」、ちょっと機嫌の良い時は「君」である。「君」という呼び名には、何か相手を遠ざけるような響きがある。明治時代を生きた夏目漱石の『こころ』の主人公は先生に「君」と呼ばれていた気がするが、まさにそのような上下関係と距離感があるような気がする。父にとっては家族と親密な関係を築くことよりも、自分が支配者であることが大事だったのだろう。

私は兄より「良い子」をしていたから、「君」と呼ばれることのほうが多かった。自分のやりたいことは貫こうとする強さがあった兄は、父とはもちろん衝突だらけだった上、母ともよく衝突していたので、父からは「お前」、母からは「あんた」と呼ばれていて、傍から見ていても名前を呼ばれない兄が大事に扱われているようには思えず、かわいそうに思ったものだった。

ちなみに私は兄を下の名前で呼ぶ。それはまだ兄が幼い頃、両親が名前で呼んでいたのを真似してそうなっただけ、と聞いた気がするが、「お兄ちゃん」と呼ぶよりも仲が良い感じがして私は気に入っている。

支配者の孤独

父とたまにメールを交わすようになって、「塔子様」という宛名と「ですます調」の文面に、まるで仕事としてメールが送られてきているかのような印象を受けた。父からのメッセージは堅く、愛する対象としての「自分の子供」に宛てるような温もりはそこにはない。そう言えば一度進路に関して相談しようとメールを出したところ、「相談があるのなら××（父の職場）まで来てください」と返ってきたのだった。成長してからの子供はやはり仕事の相手と変わらないのだろう。

父にとって、親密な存在というのはこの世にいるのだろうか。親密な存在が欲しくはならないのだろうか。支配者には孤独がつきものである。家族がバラバラになった今、もうその場所から降りることができたのだろうか。一人で住むには広すぎる家で、父は支配者だった時の孤独を手放して、静謐な孤独を手にしているのだろうか。

Ⅳ部 光を探して

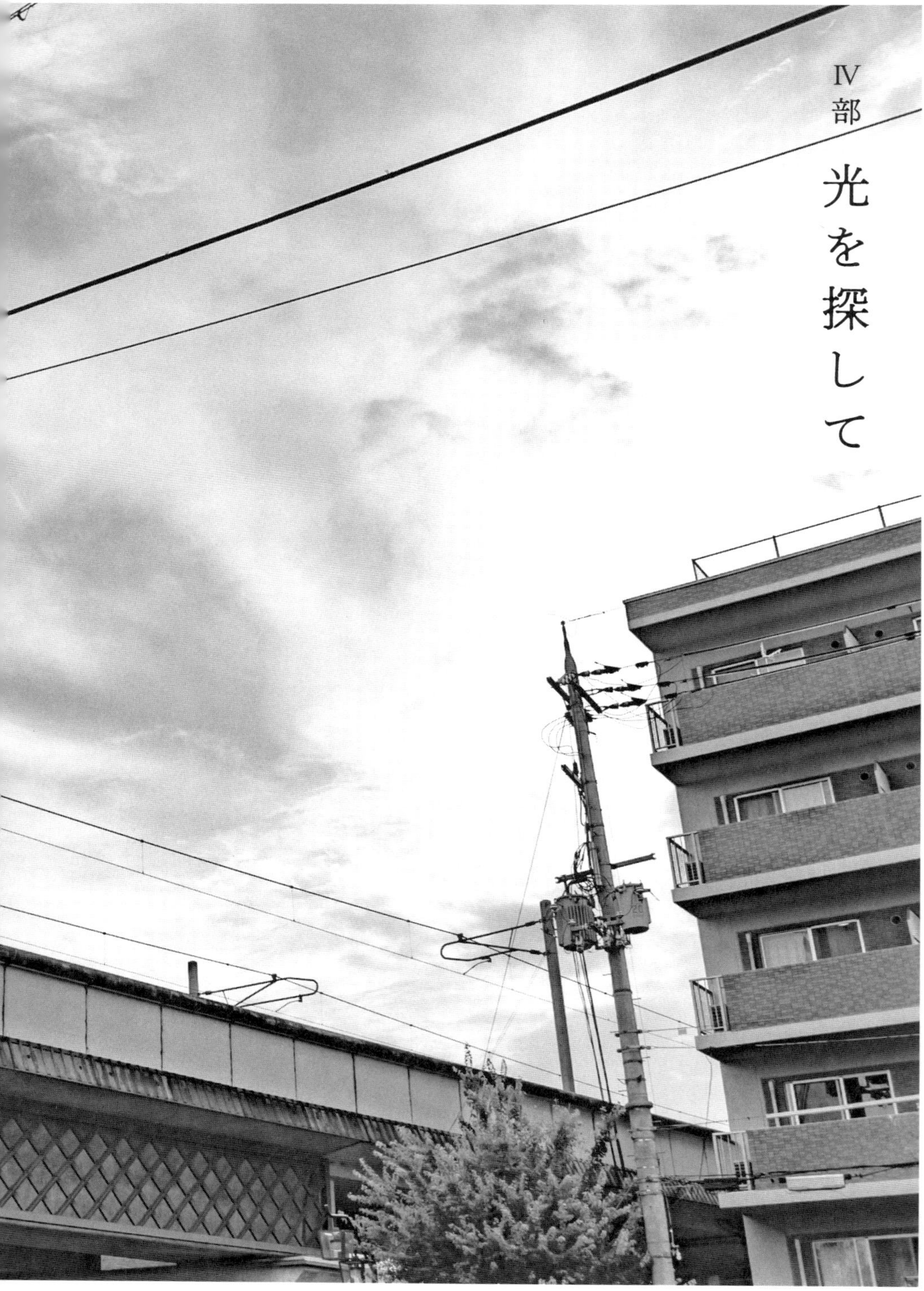

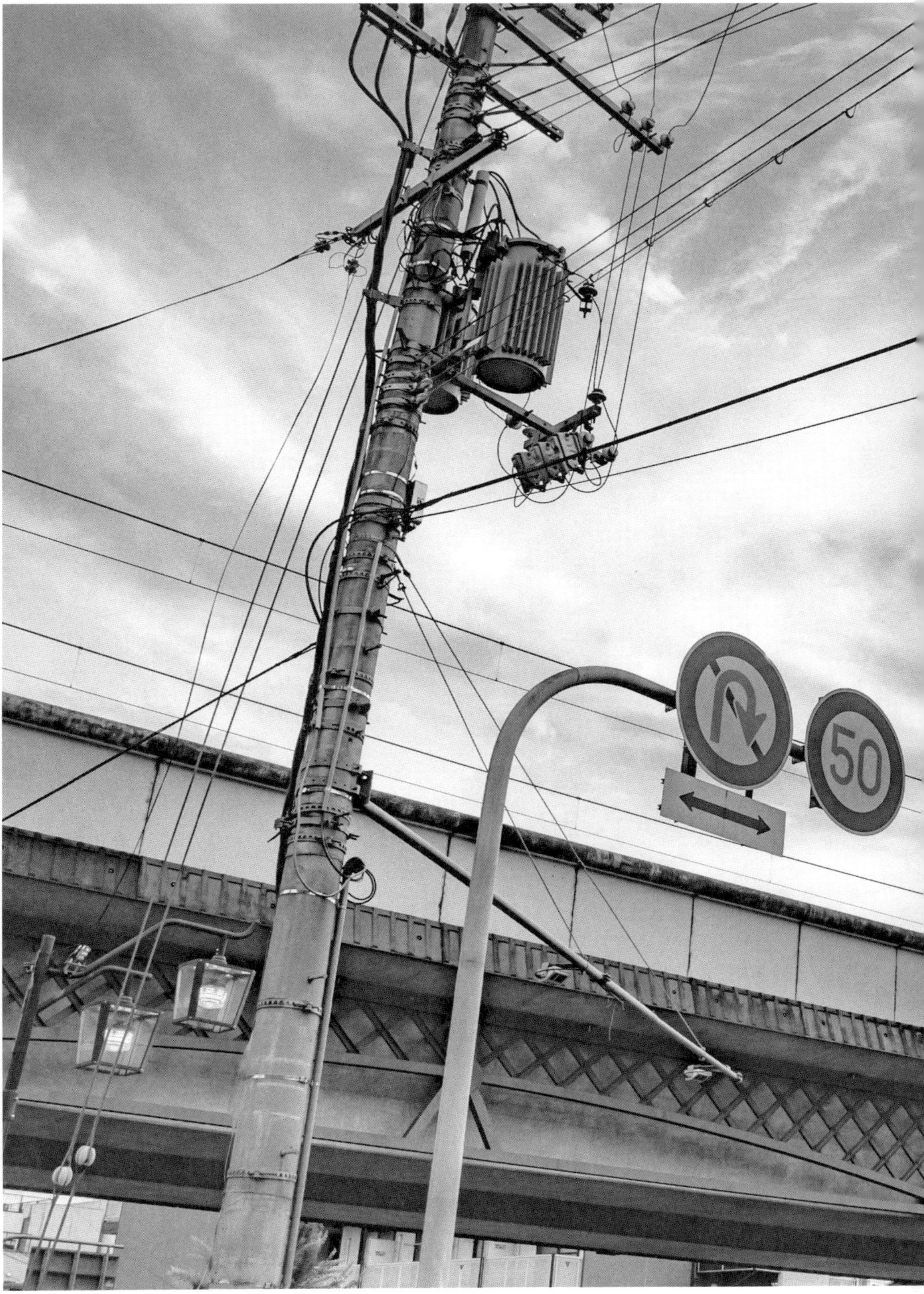
50

11 「助けて」を巡って

今でもまだ言語化しきれないが、中学生の頃の私はとてもじゃないが家の状況を言語化できなかった。「父親が怖い」「母親が具合悪くて私が家事をしなくちゃいけない」「とにかく両親のことが嫌だ」というくらいの解像度でしか友人たちには話せなかった。

それでも「もう死んでしまいたい」「父のことを殺してしまいそうだ」という崖っぷちまで追い詰められた時、親友に意を決して打ち明けた。「もう親を殺すしかないと思ってる。そうでないと生きていけない」。本気の相談だった。初めての、本気のSOSだった。中学三年生だった親友から返ってきた言葉は、「反抗期なんじゃない？ 私もそういう時期あったよ～」というものだった。私は膝から崩れ落ちるような思いがした。これだけ仲良くずっと一緒に過ごしていて、たくさんいろんな話をして、お互いによくわかり合っていて、最も距離の近い存在だったはずの親友に何にも伝わらなかったのだ。私は一番の理解者にも理解してもらえないのだ、ということに言葉で表せないほどのショックを受け、「こんな思いをするくらいならもう二度と人に相談するまい」と決心した。私と友人達の間には高くて分厚い壁がそびえ立つようになった。私は友人という存在に本音を話すことをやめた。話したら無理解な言葉が返ってきて、余計に傷つくだけだと思い知った。

救いの場を探して

そこからはインターネットの世界に没頭した。自殺願望を持つ人たちや「メンヘラ」たちの掲示板やSNSには、同じような思いを持った若い子たちがたくさんいて、初めて仲間を得た思いがした。そこにあらん限りの闇を吐き、仲間と交流した。自傷をすれば死にたい気持ちを一時でも晴らせることも知って、腕を切るようにもなった。インターネットは唯一「私の言語」が伝わる場所であり、もやもやとした私のこころに「新しい言語」を与えてくれる場だった。ただ、その場は仲間という救いがある一方で、負のエネルギーが満ちていて、私はそれに呑み込まれるようにして始終自分の人生に起こった出来事のフラッシュバックに苛まれ、自分の暗い人生に悩みを深め、家族を恨むばかりだった。

児童相談所に通報しようかとも何度も考えた。この地獄のような家庭にいるよりは児童養護施設に行ったほうがマシなのではないかと思ったのだ。でも施設に行ったら今の学校に通えなくなるかもしれない、施設出身者の大学進学率も低いようだから大学にも行けないかもしれない、そう考えると、勉強一筋で生きてきた私には通報する踏ん切りがつかなかった。通報してから施設に入れず家に帰された時、家族との関係性が今以上に悪化するのではないかということを考えても怖かった。

逃げ出したいのに逃げられない

ある日。学校から帰ると、母が鬼のような形相をして「警察が来てる」と言った。しばらくすると待機していた男性の警察官二人が玄関のチャイムを鳴らして入ってきた。私が掲示板に書き込んだ内容が緊急性のある虐待だ、ということで書き込みを見た人から警察に通報が入ったとのことだった。

玄関先で私は立ち尽くすしかなかった。加害者である母が同席している家の玄関で、何も話せるわけがない。後から母に何をされるだろうかと思うと、体は硬直し、声は全く出なくなった。でも「これが家を出るチャンスになるかもしれない、助けてもらえるかもしれない」という思いもあって、この場を終わらせることにも抵抗があった。

二つの思いに葛藤して身動きが取れなくなっている私に、警察官は長時間優しく話しかけ続けてくれた。しかし、話すことで良い方向にも悪い方向にも大きく状況が転がるだろう、ということにビビってしまった。臆病な私は諦めた。

私は声を振り絞って「全部嘘です。大丈夫です。ごめんなさい」と告げてこの場を終わらせるしかなかった。彼らは「体にケガがないかだけ、確認させてね」といって、私の服をめくり腕や足を観察した。あざがないことを確認すると、彼らは名刺の裏に自分たちの携帯番号を書いて「いつでも連絡してね」と渡してそそくさと帰っていった。

彼らが帰った後、案の定母は泣きながらヒステリックに怒った。少年課の警察官の名刺は母に取られてしまった。私は「ネットにも安易に書き込んではいけないのだ」と悟った。インターネットの世界からも足を洗った。やっと得た束の間の居場所も喪失したのだ。SOSを出せるところはもうどこにもなかった。苦しみを誰にも言わず、自分の内側に、内側に、内側に……と封じ込めておくうち、私の心身は蝕まれていった。

今考えれば、あの頃「虐待されてます、保護してください」と言うべきだった。家の中で過ごす一日一日が私の精神を破壊していった。こんな後遺症を背負うくらいなら一刻も早く家から逃げ出すべきだった。でも逃げ出したいのに逃げ出せない、というのが暴力のはびこる家庭の常なのだ。

身体の不調が表面化

高一の二学期が始まった頃、私の体は食べ物を受け付けなくなった。学校に行かず、一週間ほどほぼ水分だけを取って過ごしたところで、見かねた母が消化器内科に連れて行った。異常はなく、食欲の出るという漢方を出されたけれど、飲んだところでもちろん何の意味もなく、すぐ服薬をやめた。「学校に行きなさい」と圧力をかけられても到底学校に行けるような体調ではなかったので、今度は「頭がもやもやしておかしい、変な感じがして具合が悪い」と母に訴えた。それは事実で、前々からまるで頭にずーっとヘルメットを被らされているかのような重さや締め付け感がしていたのだった。

学校に行かないのを深刻に捉えた母は、今度は総合病院の脳神経外科に私を連れて行った。CTを撮ったりしたけれどやはり何も異常は見つからなかった。そんなことはわかっていた。私を苛んでいるのは「死にたい」という思いだと自覚していたからだ。しかし脳神経外科で「鬱病かもしれません」と指摘されて、「そんなわけないでしょ」という意味でハハッと軽く笑った母に、本音が言えるわけがなかった。

「話してみて」

「私とは別世界にいる幸せなみんな」がいる教室に足を運ぶのは苦痛で、登校する気にはなれなかった。朝重たい体を引きずってなんとか家を出ると、電車に乗ったまま一人で郊外の終点駅まで行って往復を繰り返したりしてから、遅い時間に学校に行くようになった。どうしても起き上がれなくて学校を欠席したり、授業中その空間に耐えられなくなって保健室に行ったり早退することも増えた。

そんな私に根気強く付き合ってくれたのは当時の担任の先生だった。しょっちゅう私の携帯に電話をかけ「起きてる？　今どこにいるの？」と尋ねてくれた。学校に行けば、叱らずに「どうして最近遅刻してるの？」と尋ねてくれた。保健室にいれば、お見舞いに来てベッドサイドに座って私が話すのを待ってくれた。

最初の頃の私は、「混む電車に乗るの嫌なんで、わざと遅れて空いてる電車に乗ってるんですよね～」「なんか寝てたら遠くまで行っちゃいました」「なんかダルくて（実際ストレスのせいかよく熱が出た）」としらばっくれた。先生が保健室のベッドサイドに来れば背を向けて寝ているふりをした。だって、「人に話せば余計傷つく。もう人には相談しない」と決めていたから。

でもその担任の先生は決して諦めなかった。放課後に呼び出して話す時間を取ってくれたりもした。「どうして話さないの?」と聞く担任の先生に、ある日「だって、話しても何も変わらないじゃないですか」と答えた。実際、今まで状況を変えられたことなんて一度もなかったし、自分も周りも無力だと信じていた。

担任の先生は「あなたが話しても、確かに私は何もできないかもしれない。でもあなたが話して私がそれを聞く、それだけで気持ちが楽になることもあるのよ」と伝えてくれた。そうなのか。何も状況を変えられなかったとしても、話すということに意味があるのか。新鮮な思いでその言葉を聞いた。

声が出せない

それでも「どうせ理解されない」「人に話せば余計に傷つく」という思いは強固で、何かを話す決心はずっとつかなかった。担任の先生は母に電話をかけてメンタルクリニックに行くよう説得してくれた。おかげで二週間に一回メンタルクリニックにかかるようになったけれど、受診しても何も話すことができなかった。

今思えばとても良心的なクリニックで、三〇分の予約枠を取ってくれていたのだけれど、「調子はどうだった?」と聞かれて何か答えようとしても喉が詰まってしまい、そこから体ごと固まってしまうのだった。残りの時間は医師に一方的ないろんな雑談をされて、「これに意味があるのだろうか」と思いつつも、こころの奥底にある微かな「助けて」の声が通院を継続させた。

メンタルクリニックではいろんな薬を処方されたけれど、私の中では「家の状況」「死にたいという思い」が問題なのであって、それが薬で解決するわけがないとわかっていたので飲まずに溜めていた。自殺しようと思い二百錠ほど溜めた薬をすべて飲んでみたことがあったが、次の日目は覚めてしまった。オーバードーズではなかなか死ねないとわかったけれど、それからも薬を溜めては苦しい意識を潰そうと、気絶するためにオーバードーズをした。

「外をフラフラしてるのは心配だから、保健室でいいから学校に来て」と担任の先生に頼まれて、保健室で一日の大半を過ごすようになっていた。保健室に行っても何も話せない日々だったけれど、保健室の先生は私が行くといつもハグしてくれて、温かい紅茶を淹れて迎えてくれた。話すことを強要してくることもなくただただそこにいることを許してくれて、時々傍らに座って「今日はいい天気ね」なんて話しかけて見守ってくれるのだった。そんな毎日を積み重ね、保健室が徐々に居場所になっていった。

やっと言えた「死にたい」

一年ほどが過ぎただろうか。放課後の保健室で担任の先生と保健室の先生といた時、ついに本音がポロリとこぼれた。「死にたいんですよね。毎日学校に来る時、電車に飛び込もうか迷ってます」。先生たちの対応は迅速で、その場ですぐスクールカウンセラーのいる相談室に連れて行ってくれた。

スクールカウンセラーの先生は優しそうな女性だった。でも私にとってはその人がどんな人であろうがその時はどうでもよかった。担任の先生と保健室の先生に本音をこぼした時点で、シャカシャカと振ってパンパンになっていた炭酸飲料の缶のプルタブを思いっきり開けたようなものだった。プルタブの開いた私からは、中身が勢いよく吹き出した。

何を喋ったのかもう覚えていないくらい、赤の他人だったスクールカウンセラーの先生に立て続けに話した。とにかく家の状況が絶望的で死にたいんだ、ということを延々と話したのだと思う。スクールカウンセラーの先生は口を挟まずただただ耳を傾けてくれた。気がついたら二時間ほど経っていて、最終下校時刻を一時間過ぎていた。

話しても自分が傷つくことなく、ただただ受け容れてくれる人がこの世には存在したのだ、と初めて知った。衝撃的だった。私は二週に一回スクールカウンセリングに通った。スクールカウンセラーの先生と保健室の先生と担任の先生に対しては、雑談も含めて「話す」ことができるようになった。それは、プルタブを開ける手の力を長い時間かけて先生たちが作ってくれたおかげだった。保健室の先生は、私が「話したい」と言えば、スクールカウンセラーの先生と約束していない時間でも相談室に電話をかけてくれて、相談室が空いていればスクールカウンセラーの先生が迎え入れてくれた。

スクールカウンセラーの先生の前でも話し始めは喉が詰まってしまうことがあったけれど、それは「不快な詰まり感」ではなく、「待っていてもらえるから大丈夫」という気持ちで落ち着いて喉の詰まりが取れるのを待つことができた。スクールカウンセラーの先生は私の話したいことを受け容れてくれる器であり、保健室の先生は何も話さなくても私の存在そのものを受け容れてくれる器であった。この二つの心地良い保育器を行き来することが、「どんな状態の私でもいていいんだ」という安心をもたらすのだった。

だいぶ経ってから保健室の先生はこう言った。「あなたはずっと一人で生きてきたんだね」。そう、本当にそうだった。私はずっと一人だった。やっと伝わった。初めて人と繋がった気持ちがした。

保健室と相談室という新たな居場所ができ、徐々に徐々に、「あれも話してもいいかな、これも話してもいいかな」「あ、大丈夫だった」を繰り返し、話しても大丈夫な人がいる、と外の世界への信頼を少し獲得した。「話す」ということが外の世界と繋がって孤独を癒し、肩の荷を降ろしていく作業であることを知った。

受験時に離婚話

家の中の私は、家族看護学や臨床心理学でいうところの「アイデンティファイド・ペイシェント（IP）」と呼ばれる者になっていた。家族全体の病理を私が一手に引き受け「病人」となることで、家族は均衡を保つようになった。

といっても、相変わらず母子と父とのあいだは家庭内別居で分断されていたし、兄は兄でほぼ家にいることはなかったのだが、母は「母」になった。それまで母のほうが具合が悪そうだったのが、私が「病人」になることで、母は私の様子を気にかけるようになった。精神疾患に関する本を読むようになったり「鬱に効く」とされる栄養に気を配った料理を作ってくれたりした。「病人を世話する」という役割を与えられたことである意味生気を取り戻したようにも見えた。

だが私にとって家が地獄であることに変わりはなかった。両親の家庭内別居のピリピリとした緊張は私の神経を相変わらず脅かした。高三の時にいよいよ両親が離婚するという話になり、父が「子供が母親に味方するなら子供の学費は出さない」と言い始めた。

高三の秋で、受験勉強は大詰めの時だった。母は子供が自分の味方につくことを当然と思っていたが、私は学費のためなら父のほうにつきたいと思っていたので、母の父に対する悪口を共感的に聞いていいものかどうかわからなくて引き裂かれた。

もし母に「父の側につく」と言い出せず、学費が出されなくなって大学に行けなくなったらどうしよう。そんな恐怖でいっぱいで、学校で担任の先生に泣きながら「大学に行けないかもしれない」と相談すると、担任の先生は「奨学金を探しておくから勉強に集中して。国立大学に行けばなんとかなるかもしれないからとにかく国立に入れるように」と言ってくれて、実際に奨学金をいろいろ調べてくれた。

ちなみにこの時の離婚話は、母が「離婚したら母の経済面が立ち行かなくなるから結婚しておいたほうがいい」と行政の人に言われて立ち消えになった。私は母に「子供がいるせいで離婚できない」と昔から言われていたのもずっとつらかったし、この家庭内別居地獄を終わらせるために離婚してほしいとずっと思っていたから心底がっかりした。「経済面が立ち行かなくなるから」などというのはバカバカしい丸め込まれ方をしたものだと思う。今ならわかるが、その時の母子の生活費よりも生活保護の金額のほうが高い状態だったのだから、生活保護を受けてでも離婚すればよかったのだ。

後になって弁護士を介して一瞬で両親の別居が実現したことを思うと、家庭の状況を耐えていた長い期間はいったい何だったのだと本当に嫌気が差す。行政の人は生活保護を支給したくなかったのかもしれないけれど、困っている家庭をいとも簡単に見捨てたことに怒りが湧くし、そう言われて簡単に折れてしまうような胆力のなかった母に対しても腹が立つ。

私はDVがあったと認められれば慰謝料も払われるのではないかと、女性相談センターなどにも相談するよう母に勧めたりもしたけれど、母が実際に事態を変えようと動いてくれていたのかはよくわからない。母も父が怖くて身動きがとれなかったのかもしれない。

離婚してほしい私と、身動きの取れない母と、とにかく家にいなかった兄と、お金をもってして妻子を服従させようとする父。そんなわけで家の事情はごちゃごちゃと不安定で、先行きの見えない状態が続いていた。

話せる相手、話せない相手

学校での先生たちとの関わりは、私の家庭とは違ういわゆる家庭的な温かさがあり、先生たちのことは「お母さん代わり」として強い愛着を持つようになっていた。高校を卒業して居場所がなくなるのはとても怖いことで、何度も何度も先生たちに「卒業したら私は死んじゃう」と不安を吐露した。でも、卒業してみたら案外平気だった。先生たちが作ってくれた居場所や投げかけてくれた生身の優しさは私の中に内在化し、離れていても繋がっている感覚を持てるようになっていたのだ。困った時など折々には母校を訪ねて先生にハグしてもらい、卒業後も学校が帰る場所として機能してくれた。

学校を訪ねたある日、帰りがけに保健室の先生が校門まで見送ってくれた。私は道端に咲いていた花を見て「最近、花が綺麗だなぁとか思うようになったんです。歳取ったなって思います」と言うと、保健室の先生は、「歳取ったんじゃなくて、花を見て綺麗だなと思えるこころのゆとりができたのよ。昔の必死に生きていた塔子さんも好きだったけれど、今の塔子さんもとっても素敵」と言ってくれた。花を美しいと感じるこころを、先生たちが私に長い時間をかけて授けてくれたのだ。

しかし、話すことの怖さが簡単に消えたわけではなかった。「医師に話す」ということは私にとって難しいことだった。医師との関わりは「その場だけ」であり、その時間の前も後もフォローがない。その場限りの人に私のことがわかるわけがないし、話して傷つくことを言われても誰も助けてくれないから、やはり話すのは危険だと感じていた。その上私の困りごとは「家庭のことで死にたい」なのだから、薬を出されても何の解決もしないけれど、医師は薬を出してくるだけだから、やはり何もわかってないと思っていた。

かかりつけのクリニックは何度か変えたけれど、相手がどんな医師でも、喋ろうとするとやはり無意識に歯止めがかかるのか、喉が詰まってほぼ喋れないのだった。「調子は?」と問われて首をかしげてから「死にたいです」とひと言つぶやくくらいしかコミュニケーションが取れない状態が続いた。

それでも私の片言から私の思いを掬《すく》ってくれる医師もいた。高三の時の主治医が「あなたに必要なのは薬じゃないんだよね。あなたには居場所がないんだよね」と言ってくれた時があった。初めて私のこころに届いた医師の「言葉の処方」だった。

初の入院で爆発

医療者との関係で転機が訪れたのは、大学二年生で初めて精神科に入院した時だった。

高校生の頃も入院をよく勧められていたのだが、学校に行けずに大学受験に影響が出たら絶対嫌だ、浪人してこの生活が続くくらいなら今すぐ自殺する、と言って断固拒否していた。しかし大学生になりパートナーと出会い、実家を出て同棲生活を始めた私は、それまで鬱屈した思いを抑圧していたのがやっと「行動化」できる環境に置かれて爆発した。

今までの思いを一気に晴らすかのようにアルコールを浴びるようになり、道端で倒れては警察や救急のお世話になったり、自殺企図も繰り返してパートナーが一一〇番したりと手に負えない状態になってしまった。泥酔して動けない私の横でパートナーは医師に電話し、医師はパートナーの限界を察してすぐに病院を手配してくれて、初めての入院が決まった。

私自身もまた、限界だった。「苦しくて苦しくてたまらない」感覚のパンクそれ自体と、それから解放されるためには酒を飲むか死ぬかしかないという選択の強迫的なループの中で踊らされ続けることに疲れ切っていた。酒を飲むことも自殺を図ることも、決して私の自由な選択ではなく、それによってカタルシスを得ることも決してなかった。ただただ疲労が苦しみに拍車をかけて、さらにまた行動を起こさざるを得ないというドツボにはまっていた。他人に多大な迷惑をかけていることを考える暇《いとま》すら与えられなかった。

私は、「行動化」という剣を与えられたかのように見えて、内実は鎖でがんじがらめにされていて、その中でもがき苦しんで死にかけていたのだ。それは拷問だった。

入院すれば、外来では何も解決しなかった「死にたい」という思いが、未知の集中的な治療によってやっと解決の糸口が見えるようになるのではないか。そう初めて医療者に期待して、文字通り自分の身を預けるつもりで入院した。

その時の私には自覚はなかったが、私は思いっきり退行して、医療者に対するあらゆる試し行為をした。傷つきまくった自分、苦しみの真っ只中にいる自分を思いっきり表現して、「どこまで私の苦しみを理解できる?」「私のことを助けてくれるつもりはあるの?」と行動で問うて、「私はもっと苦しくてたまらないんだよ!!」「私はもっと助けてほしいんだよ!!」「まだ足りない!!」とまた行動で主張することの繰り返し。言葉では表現しきれない積年のどデカいその主張は、行動で示すしかないのだった。

眉を整える用のハサミを使ってでも自傷しようとした。少しでも看護師に軽く扱われたと感じた時は、個室のドアの前に机やら水を入れたゴミ箱やらを積んでバリケードを作った。他の患者の大声は父の怒声に、他の患者の泣き声は母の泣き声に重なり、パニックを起こしては泣き叫んだ。

そういう時に「頓服飲んで」と軽くいなされたりして「大事にされなかった」と感じた時は、物を投げたり頭を壁に打ちつけたりした。今ならそれは試し行為だと思うけれど、その時はただただ苦しい思いでいっぱいで、苦しさを晴らそうとしての必死の行為だった。

プライマリーナースの優しさと強さ

それらの試し行為をすべて受け止めてくれたのがプライマリーナースだった。医療者の立場からしてそれが正しい対応なのかどうかは私にはわからないが、そもそも「正しい」「正しくない」を議論する前に、前提として試し行為をすべて受け止めるだけの度量のある看護師はなかなかいないと思う。

その人は、私がどんなに「悪い」ことをしても「どうしたの?」と怒らずに話を聴いてくれて、自傷すれば丁寧に傷の手当をしてくれた。私が拒食でやせ細ってしまったら、ご飯の時は私の隣りにいて「頑張れ、頑張れ」「あと一口!」と食べるのを応援してくれた。

壁を殴ったり蹴ったりが止まらなかった時、その人は慌てたり動揺したりすることなく、「そんなことしたら痛いでしょ~」「痛くて可哀想だよ~」と後ろから抱え込むようにして私の腕を抑えながら壁から引き離して、「大丈夫だよ~大丈夫、大丈夫」と私の全身の力が抜けるまでギュッと抱えてくれた。ふつうは抑えられたら嫌な気持ちがするはずなのに、私が感じていたのは抱き締められているという安心感だった。ぎゃあぎゃあ泣いている赤ん坊の私を、その人がお母さんとして「大丈夫、大丈夫」とあやしているのだった。

その人は、私の部屋に長居してはたくさん雑談をしてくれた。担当の日は一時間くらい私の部屋にいて、お互いの生い立ちから他愛もない話まで何でも話した。友達でもなく親子でもない人なのに、深い繋がりができた。

この入院では複雑性PTSDと診断が付いた。

その人は私がどうしたら過去の傷つきから回復するかを本気で考えてくれた。日記を共有して何がトリガーとなり気分が上下するのかを探ったり、過去の出来事を振り返る紙を書いて「本当はどうしてほしかったのか」を考えたり、クライシスプランを作ったりした。その人は、「どうやって今の塔子さんが出来上がったのかわかるような気がする」と、一生懸命私の書いた紙を読んでくれた。とにかく優しくて強い人だった。私が自分の頭を殴っていたら、「自分を殴るくらいなら私を殴りなよ。ほら。そのためにジムで鍛えてるんだから。バキバキだよ」と笑いながらお腹を差し出してくれるような人だった。

三ヶ月のその入院のあいだにその人に育て直してもらったような気がした。地盤のなかった私のころに、高校の先生たちが初めて「外界への信頼」「安全・安心感」の土を敷いてくれた。その上に、さらにもう一層土が積み重なり、地層ができ始めたのだった。

退院して別れる時は本当につらかった。何時間もわぁわぁ泣いた。その人も「私も涙出るからそれ以上泣かないで」と目を潤ませていた。入院中の主治医は、「××さん（その看護師さん）はあなたのことでたっくさん悩んでいたわよ」と最後に教えてくれた。サラリとした優しさと強さの裏で、私のことでたくさん葛藤してくれていたのだった。

その人もまた、高校の担任の先生や保健室の先生のように、私のこころの中にいつも留まり私のことを応援してくれている感覚がある。いつかまた会いたい、という強烈な思慕もある。その人に「私はまだ頑張って生きてるよ」と伝わったらいいなと思って、この原稿を書いているところもある。

私にとってその人は、「こうなりたい」と思うような看護師だった。高校の先生たちと同じような生身の優しさ、そして強さを持っていた。私は大学に入学した当初は、なるべく自分の問題から離れたことをしようと農学部にでも入って土いじりをしたいと思っていた。けれど、たまたま教養学部時代に出会った看護学の授業や本に運命を感じて、大学三年からの進路では看護学科に進むことを決めていた。

看護学は、「バイオ」「サイコ」「ソーシャル」すべてを扱うけれど、それぞれは、「医学」「臨床心理学」「社会福祉学」より薄くて、でも薄いからこそ相手を一側面ではなく丸ごとの人間としてみて、自分もまた同様に学問の鎧をまといすぎないただの一人の人間として相手と相対する。看護学はそれこそ裸で相撲を取る（「闘う」という意味ではなく「組み合う」イメージ）ことこそが専門性になっている学問だと私は思っている。

そこに私は、高校の先生らをはじめ、私に関わってくれた人たちの「生身の」優しさを見出して惹かれたのだ。私が病院で出会ったプライマリーナースは、一人の人間としての生身の優しさと強さを持ち、脆い裸の私に本気で取り組み続け、私の思う看護学を体現したかのような人だった。

保健センターの医師との出会い

大学生になってからは、大学附属の保健センターに精神科があり、無料で診療を受けられて、薬代はかかるけれど投薬もしてくれるので、保健センターの精神科に通うようになった。先述の初回入院を手配してくれたのも保健センター精神科の医師である。

保健センターの主治医は大学の時間割の都合や医師との相性の都合で何人か変わったけれど、最後の卒業まで二年間ほどお世話になったものすごく親身な医師がいた。「言葉の処方」がとてもうまい先生で、「会うこと自体が治療になる」と初めて思えた先生だった。先生のことは大好きで、毎週の診察の日のために一週間ずつ頑張って生きるようになった。黙り込んでいた普段の診察に、入院中に書いていた日記を持ち込むようにもなり、一週間の様子を伝えるようにもなった。

その先生は、医師として患者の私の回復を考えてくれる一方で、一人の大人として私という人間と会話することをも楽しんでくれているかのような、そんなフランクさもあった。私が傷つくような地雷を決して踏まなかった。いつもしっかりと時間を取ってくれて、黙り込んでも割って入って診察を終わらせるようなことはせず、私が話し出すのを待ってくれた。よく臨床心理学でセラピストの基本的条件として「無条件の肯定的関心」が挙げられるけれども、その言葉通り、私が何を言おうとどんな姿であろうと否定することなく、私の存在を無条件に肯定し、関心を向けてくれるのだった。

その先生との長い時間のおかげで、やっと医師と話すということが怖いことではなくなった。医師を信頼できるようになったのは初めてだった。

ありがたかった具体的な手助け

「言葉の処方」だけでなく、その先生の頼れるところは文字通り「手助け」をしてくれることだった。多くの精神科医がパソコンの画面を見ながら患者と話し、五分診療で薬を処方するだけというなか、自らの手を差し出してくれる医師というのは稀有な存在である。

例えば、保健センターの建物内で自傷をしてしまった時。ちょっと奥まった給湯室で呆然としている私を、通りがかりの人が見て声をかけ、先生を呼んでくれた。呼ばれた先生は傷の応急処置をし、私を車椅子に乗せ、自らそれを押して大学附属病院の救急外来に運んでくれた。救急外来でも、外科処置をするに当たっての麻酔と私の服用している薬が併用注意であることなどを丁寧に申し送りしてくれて、しばらく私の様子を見守ってくれていた。

飛び降りを体を張って止めてくれたこともある。いつも私は心理士による五〇分のカウンセリングを受けてから先生の診察を受けていた。その日、本当に苦しくて死にたい気持ちをカウンセリングで吐露したのに、心理士さんも困っているようで、話は停滞して行き詰まっているように感じた。「これだけ治療に取り組んでも良くなることはないんだ、もう死のう」と絶望した。

カウンセリングが終わった後、待合を飛び出した。最上階まで上がり、非常窓を開けて窓の外に座った。私は泣きながら、飛び降りようと最後の逡巡をしていた。

カウンセリングの後、自分の診察を受けずに待合を飛び出して行ったことを知った先生は、心理士や看護師と手分けして走り回って私を探してくれたようだった。保健センターの外に出て、建物の最上階の窓に人影を確認した先生は、息を切らしながら駆けつけてきた。そして脇を抱えて私を窓の外から建物の中へと引きずり込んで助けてくれた。

先生は私を車椅子に乗せて「間に合った、こんなの初めてだよ」と、やっとほっとしたという調子で言った。そう言いつつも、いつもの冷静さを保つ頼もしさもあった。私は先生に身を預けながら「あぁ、私のことをこうやって助けてくれる人もいるんだ」と、絶望の重石で潰されていたこころがぽわんと浮かぶような感覚がした。「本当はこうやって助けてほしかったんだ」と、「死にたい」の奥底にあった本心に気づかされた経験だった。

たび重なる入院の手配もしてくれた。保健センターには当然ながら入院設備はないので、入院するたびにいろいろな病院に電話をかけて病院を探し、紹介状を書いてくれるのだった。七回ほどはそのような手配をしてもらった。

大学を卒業すると在学生用の保健センターに通えなくなるため、卒業の半年くらい前に、私に合いそうな次の通院先を検討してくれて、五つほどの候補のホームページを印刷して渡してくれた。「ここはパーソナリティ障害の治療に熱心だから」「ここは綺麗な入院設備があるから」「ここはデイケアが良いから」「ここは保険適応のカウンセリングをやっていて、カウンセラーの先生も信頼できるから」と、一つ一つの候補に先生なりに考えてくれた理由があるのだった。

どれほど私のために時間を費やしてくれたことだろう。そのうちの一つのクリニックを選び、通い始めた。私はそこで信頼できる心理士さんと出会うことができ、今でもそのクリニックのカウンセリングに三年ほど通い続けている。

そこに通い始めてからも、大学の保健センターの先生は週に一回の診察を続け、薬物療法以外のフォローをしてくれた。この診察がなかったら私は大学を卒業できていなかったと思う。

その先生はA4・四枚にわたりびっしりと細かなサマリーを書いてくれた。サマリーは通い始めたクリニックに渡り、現在通っている病院に紹介される時もそれがコピーされて脈々と引き継がれた。おかげで今通っている病院で、初診だけで現在の主治医は私のことを深く理解してくれて、スムーズに診断が付き、治療が開始できた。

死にたいと生きたいの綱引き

大学を卒業する時は、「またつらいお別れがやってくる」と思ったけれど、最後の診察で「診察はできなくなるけど、ピンチの時は保健センターの精神科まで電話かけてきてくれていいからね」と言ってくれた。「大学院に戻ってくるの待ってるよ」「ゆくゆくは一緒に働いてみたいな」とまで言ってくれた。繋がり続けようとしてくれていることが心から嬉しかった。次は医師と患者としてではなく、同じ対人援助職として再会したい。そう思っている。

高校の時の学校の先生たち、初めて入院した時のプライマリーナース、大学の保健センターの先生。この人たちは、私のこころの湯船のひび割れに絆創膏を貼ってくれた。「絶対に『助けて』なんて言わない」と決めていた私が、自分のこころを最大限理解しようと努力し続けてくれる人たちと出会い、『助けて』と言うと救われることもある」と考えるようになった。

でも、ひび割れは決して元に戻ることはない。ひび割れに貼ってもらったのはあくまで絆創膏で、いつ取れてしまうともわからない。「丁寧に聴かれること」や「言葉の処方」を知ってしまったからこそ、何の信頼関係も築けていないのに一方的に「死なない約束」を押し付けてくる人や、強い薬や隔離拘束などの強大な権力をもってして私の精神を抑え込みにかかる人など、「絆創膏を剥がしにかかる人」に出会ってしまうと、いとも簡単に絆創膏は剥がれかけ、そこからお湯が漏れて私は死にかけてしまう。絆創膏は儚《はかな》げで、貼ってもらってからも自傷や自殺未遂は止まらない。

入院中に自殺未遂をした時、保護室に連れて行かれて「私は死にたい!! 苦しいんだから死なせて!!」と保護室に足を踏み入れようとしない私に、ある看護師が言った。

「そんなに死にたいんだったら、塔子さんとっくに死んでるよ。でも生きてるじゃん。ってことは、生きたいっていうのがどこかにあるはずだから、助けようとしてるんだよ。そうじゃなかったら俺らは出会っていないから」

「死にたい」と「生きたい」は壮絶な綱引きをしている。

でも、「死にたい」は「純粋にただただ死にたい」ではなく、「生きてるのが苦しいから死にたい」のだ。裏を返せば、「生きてるのが苦しくないなら生きたい」のだ。だから、丁寧に聞いてくれたり言葉の処方をしてくれたりする人がいて、生きる苦しみを少しでも和らげてくれると、綱引きは本当に微かに「生きたい」が勝って、そうして私は今原稿を書いている。この先そういう人の存在がいなくなったり生きる苦しみを加えてくるような出来事があれば、綱引きは「死にたい」が勝って私は死ぬだろう。私はこの先自分が自殺してしまうのか、それとも寿命を全うするのか本当にわからない。この本だって死なずに書き終えるのか、自信がないままだ。綱引きはいつも微妙だから、自傷も自殺未遂も繰り返す。ちなみにこの前だって「死にたい死にたい」と思いながら駅のホームを歩いていたら、無意識に電車に引きずり込まれるようにして電車の側面にぶつかってふっ飛ばされて全身を打撲した。

でもやっぱり私は今生きている。自分も含めて、奥底にある微かな私の「生きたい」の声を拾う人たちの存在があって、そういう人たちが私のひび割れに絆創膏を幾重か貼り重ねてくれたりして、今のところは「生きたい」の声はかき消されずに、電車に轢かれて死ぬことから神様のような力を持って守ってくれているのだろう。

12 「好き」が言えない

お金がないお金がない。中高生時代ずーっと聞かされ続けてきた言葉だ。父が生活費を入れてくれない、勝手に生活費を減らしてくる。そう母は嘆いていた。私はその言葉に、鬱っぽかった母の貧困妄想も混じっていたのではないかと思っていたけれど、事実、母と子二人のための口座は一〇万を切るような状態だったようだ。

母は一〇代の子二人を育てなくてはいけなかった。だから最低賃金のパートとピアノの先生のダブルワークを土日関係なくやっていたけれど、その収入だけでは日々の生活はままならなかった（前にも書いたが、離婚して生活保護を受けたほうがよほど収入は高かったようだ）。

母はスーパーの商品が五パーセント割引になる月二日を狙ってスーパーを何往復もして食料を買い込んだ。豆腐やもやしなど数十円で買えるものばかりをよく食べていた。母は本屋でかさ増しレシピの本を読んでは、それを覚えて作っていた。九〇円で一〇本くらい入ったスティックパンを買って、一日中それを食べて過ごす日も多かった。

高収入なのに貧困

そもそも私の家は本来ならば貧しくない。父は世間的に見たら高収入で、だからこそ私たち兄妹は中学受験をして私立の中高一貫校へ入れてもらった。学費は父が出してくれた。はたから見たら私は何不自由なく育てられたお嬢様に見えただろう。私立の良い学校に入れば育ちの良い仲間に囲まれて、使う言葉や所作など無意識的なところで上流階級らしいものが身に付く。ピエール・ブルデューの言うところの文化資本が豊かになる。

しかし、家庭内別居で母子と父の生活は分断されていたから、世帯収入は高いのに実態は貧困母子家庭だった。このギャップはいろいろな面で私を苦しめた。私立の中高に通い大学に進学するという特権を受け取りながら、食べ物も衣類も不十分な暮らし。「お金に困ってるんだ」と窮状を明かして助けを求めるなんてとんでもなかったし、実際この状況で使える奨学金などは何もなかった。

母の嘆きを聞いていたから、私は「物をねだる」ことができなかった。中学に上がっても小学生の時の服しかなかった。学校生活は制服で済むから助かるけれど、夏休みや冬休み、友人と私服で会う時に困った。

服を「ダサい」とハッキリと言ってくる友人がいてとても傷ついた。服のバラエティは少なく同じ服ばかり着るのはためらわれて、友人の誘いを理由をつけて断ることも多かった。みじめだった。自分でお金を稼ぐようになってまずしたのは服を買うことだった。

「周りの子達がしていることが自分にはできない」ことに私は苦しんだ。私立中高一貫校には、いとも簡単に何十万何百万とする海外旅行や留学にひょいと出かけ、塾を何個も掛け持ちし、何千万と学費のかかる私立医学部に入っていく同級生がたくさんいた。私は妬み、嫌気が差した。その子達はそれがすごく恵まれたことだと気づかず、のんきに格差を再生産していくであろうことに。そして貧乏とは何たるかを知ることなくこれからも無邪気な幸せを息のように吸いながら生きていくであろうことに。

無料で塾に通いまくる

周りには中一の時から大学受験に向けて塾に通っている子が大勢いた。真面目だった私は塾に行かないと勉強で後れを取るのではないかと思い、本当は塾に行きたかったけれど、それを母に言うことはできなかった。学年が上がるごとに塾に通う子は増えていく。私はどうしても学校プラスアルファで勉強したいと思い、中三の時に「通信教育を受けたい」と言ってみた。それなら月数千円で済む。母にお願いすると、母は父に「塔子が通信教育を受けたいと言っているので、学費を出してもらえないか」とメールした。しかし返ってきた返事は「そんなもの続くわけがないんだからお金を出す価値がない」だった。母は母子の生活費の中から捻出してくれた。それは二年ほど続けた。

どこかの塾で無料の講習をやっていれば、無料講習だけを受けて勧誘は断った。「夏休み中は無料で映像授業は受け放題です」という塾があって、夏休みのあいだに一年分の授業をすべて受け切ったこともあった。塾の特待制度も利用した。大手塾の全国模試で全国百位以内くらいに入った時に「無料で通っていただけますがいかがですか」と電話をかけてきてくれた塾もあったし、東大模試でA判定が取れれば無料で通っていいという塾もあった。

親は私の勉学に関心がなかったので、全部自分で手配した。そうやって勉強は後れを取らないよう必死だった。勉強というものがなかったら自分が空っぽになってしまうような感覚があったので、どうしても東大に行って空っぽを埋めたかった。

汚れたのだから傷つけてもいい

「お金がない」という感覚は「この先どうやって生きていけばいいのだろう」という切迫した恐怖だった。どうにかして稼ぐ方法はないかと思い、中学生の頃はポイ活をしていた。

ポイ活というのは「ポイントサイト」というのを利用して動画広告をひたすら見たり、商品のサクラのレビューを書いたり、いろんなサイトの無料会員登録をしたりすることで、その負担に応じたポイントがもらえてポイントが現金に還元できるというものだ。メールアドレスを使って会員登録などをするので、今でも昔から使っているメールアドレスには大量のジャンクメールが届く。でもポイ活は、稼げて月千円とかだったので微々たるものだった。

一五歳、インターネットに没頭していた頃。「パパ活」という言葉が出始めた時代だと思う。私はインターネットの海の中で「男性と食事に行けば数万円のお金がもらえる」という話を知り、真に受けた。

私は辻村深月の『子どもたちは夜と遊ぶ』に出てくる空虚なキャラクター「i」こと「藍」をハンドルネームに、SNSに「お金に困っています。支援してください」みたいな内容を書き込んでみた。すると、「お金に困ってるなら相談に乗るから、カフェでケーキでも食べながら相談しよう。初回0・5で」という人が現れた。私はまんまとその話に乗っかり、ある休日、渋谷で待ち合わせをした。

服装を伝えていたので「藍ちゃん?」と声をかけられた瞬間、「これはやばい」と思った。現れたのは文字にして形容するのも吐き気がするような男性だった。おそらく七〇代。よぼよぼで、ひげは生えっぱなしのボーボーで、清潔感はなかった。まだ好きな人と手を繋いだこともないのに、いきなりしわだらけの手で恋人繋ぎをしてきて、体をくっつけて耳元で囁くように喋ってきた。「オワった」と思った。私は母の悪口を聞いていた時のようにこころをフリーズさせて何も感じないように努めることに決めた。

「カフェ」というのはインターネットカフェだった。そうしたカフェに入ったことがなかったのでペアシートというものを知らなかった。体をひっつけあわないと座れないペアシートに入れられた瞬間、耳元で「ツネちゃんって呼んで」と囁かれた。

もう完全に何もかも諦めることにした。全部がどうでもいい、何もかもを捨てることにした。「初めてでしょ? 反応で分かるよ」とおじいさんは喜んでいる。私はこころを殺して、お金のために可愛く「うん」と応えた。

好き放題にされた後、財布から一万円を渡された。一万円だろうが一億円だろうがどうにもできない大切なものを奪われた後、「本当にお金に困ってるの？　育ち良いでしょ。他の子と違う」と言われて「死ね」と思ったし、育ちの良い自分を呪った。今思えば一五歳の処女がひどく安売りされたものだと思う。

「僕の年齢でこれだけ性欲あるんだから、もっと若い三〇、四〇代とカラダなしなんてあり得ないからね」とあざ笑うように言われた。「アクセサリーとかつけたらもっと垢抜けるよ」「次は車でデートしようね」と言われて別れた。おまえの一万でアクセサリーを買ってまた会えってことか。こころを殺して得た一万円は次また金を得るために循環させなければならない空虚なものだった。

私はそれ以来、心底自分というものがどうでもよくなってしまった。私は金のために何もかもを失ったのだ。「ツネちゃん」とはもう二度と会う気は起きなかったけれど、「ツネちゃん」に汚された体は新たな汚れを上塗りされないと耐えられなくて、何度も同じようなことを繰り返した。大体相場もわかってきて、三～五万くらいを時々もらうようになった。

自傷はひどくなった。これ以上体にどんな傷がつこうがどうでもよかった。自傷の痕を見ても私を買う男たちは何も言わなかった。そういう子に慣れていたのだろうし、買うだけの関係の女の体表面の傷などどうでもよいのだろう。

セクシュアリティとジェンダーの揺らぎ

大学生になって、今のパートナーと出会った。彼は、これでもかというくらい愛情深く懐の深い人である。私を買った男たちと違って、自傷痕一つ一つのことを「この傷は××の時できたやつ」と覚えていて、傷を見るたびに深く悲しむ。

そんな彼と初めて体の関係を持った時に感じたのは、「無」の感情だった。「体を提供してもお金がもらえないんだな」「この時間に何の意味があるのだろう」という虚無感だった。いわゆる「好きな人と結ばれた」喜びは全く無かった。

代わりに感じたのは、むしろこの人もごまんといる「男」の一人なのだというがっかり感のようなものだった。高校生だった時の私にとって「男の性欲」は片付けなくてはならないゴミであり、そのゴミの片付けをするという「汚れ仕事」をするから大金がもらえるのだった。

初めて付き合ったのは女の子だった。その子とは高二の時、通院先で知り合った。恋人繋ぎをするだけで「自分たちはカップルだ」と幸せだった。年上の彼女はいろんな大人の楽しみを知っていて、一つのタバコを代わる代わる吸いあったりするのも、お酒を口移しで飲ませてくれるのも初めてのドキドキ感があったし、大人になった気がして嬉しかった。

当然の流れで体の関係にもなった。女の子との触れ合いは新鮮で、「初めて」の喜びがあった。汚される感覚は全くなかった。でもその子とは一緒にいるだけで充分満たされていて、体の関係を持つことは新鮮味を失うと徐々に億劫になっていき、ただの義務になっていった。

私にとって体の関係とはやはり体の「消費」であり、体力も時間も奪われていく行為なのだった。その子とは、私が受験勉強で忙しくなり連絡を怠っているうちに、いつのまにか連絡しても返信がこなくなり、半年ほどで関係は自然消滅してしまった。精神科で仲良くなった人とはたいてい連絡が取れなくなってしまうのだった。

セクシャリティに関して自分が「バイセクシャル」なのかと言われたらよくわからないし、自分にそのような固定的なアイデンティティを付けるつもりもない。「汚れ仕事」の経験がなければ私は何も考えずに男性としか付き合ってなかったかもしれないし、あるいはもともとバイセクシャルかレズビアンで女性と付き合うほうが心理的に楽だったのかもしれない。私はセクシュアリティというのは、生きてきた歴史や触れてきた価値観によって流動することもあると思っている。

ジェンダーもまた然りである。私は自分が生物学的に女性であることをなんとなく受け容れがたいと感じるし、かといって男性になりたいのかと言われればそういうわけでもない。

私は小さい頃からDVをされても逃れられない母を見て「こういう人には絶対ならない」と決めていた。女性というのは「弱さ」の象徴であり、自分が女性であることが幼心にも耐えられなかった。そのため小さい頃はショートカットにして、学校で必要な持ち物も「男の子のやつがいい」と言い張り、学校では男の子たちに混じって暴力を振るっていた。強くあらねばならないという意識が根深く存在していた。

中学で女子校に入り制服のスカートを履いて女の子に囲まれるようになって、やっと私は「女として見られる自分」を許した。なんなら可愛くなりたいと思うようにもなった。でも一貫して変わらなかった私の思いは、「シングルマザーになっても、子供を大学卒業させられるくらいの経済的に自立した人になる」であり、将来経済力によって支配されることのない強さが欲しかった。

大学で看護学科を選ぶと病院での実習がある。髪の毛をシニヨンにするために伸ばし始め、看護師といえばこれ、というよくいる姿の看護師の一人となった。

ところが病院を辞め、最近になってインスタグラムでXジェンダーの人たちの出で立ちを見て、「あぁ、私の求めていたのはこれだったんだ」と思い、肩甲骨の辺りまで伸ばしていた髪をバッサリ切って、刈り上げの入ったメンズカットで髪をシルバーに染めてもらった。

ナベシャツやメンズライクな服も着るようになった時、私が感じたのは大きな安心感だった。そのような恰好をしている時に幾度か「男性ですか？　女性ですか？」と尋ねられ、私は自分が「男か女かわからない人間」と見られたことが心底嬉しかった。やっぱりまだ私の中で、女であることは弱いことであり、男であることは暴力的であることであり、そのどちらになるのも怖いのだ。

普通の感覚をもつパートナーがいて

セクシャリティもジェンダーもハッキリと定まらない私が、ストレートの男性であるパートナーと付き合ってもう七年が過ぎた。

パートナーの身体的特徴は男性そのもので、正直彼の大きな声や低い声は苦手だ。しかし彼はとにかく安全な人間である。声を荒げられたことは一度もないし、そもそも怒りの感情が薄く、心底ポジティブで明るい太陽のような人である。

私に対する愛情はこの上なく深く、私が救急車で運ばれて入院したり真夜中に警察で保護されたりしても、彼は遠くから何時であっても駆け付けてくれる。どんなに迷惑をかけても、彼の中では「苛立ち」よりも「心配」の感情が勝っているのだ。

家から遠い所に入院した時も、たった一五分の面会のために私の好きなお菓子を持って足繁く病院に通ってくれた。私が仕事も家事もせずにぐうたら過ごしていても全く怒らず、機嫌よく家事をしてくれる。私がほんの些細な家事をしただけで、一つ一つに「ありがとう。ごめんやってなくて」と言ってくれる。「塔子は昔いろいろ苦労したけど、俺は何不自由なく育ってるから、その分をやっているだけ」だそうだ。

「インド式マッサージ屋開店してるよ? 今なら無料だって」と言って私が寝室に行くと「ナマステ〜」とマッサージ師になりきった彼が入ってきてマッサージをしてくれる。「塔子専属お布団かけ師です」と、寝る時はいつもお布団をかけてくれる。とにかく私にとても尽くしてくれるのだ。

めちゃくちゃな私と七年間付き合っていられる人というのは稀有な存在だと思う。周りからも「いい彼だね」と言われる。主治医も「あなたの彼は話せば理解してくれる」「あなたとずっと連れ添ってくれている優しい人だからあなたは大丈夫」と彼に大きな信頼を置いている。

とはいえ、彼がいつも私を抱えきれたわけではない。山あり谷ありというより、山なし谷だらけの日々だったし、これからも試練は続くだろう。互いに限界を迎えて実際に別れていた時期もあったし、別れ話も何度も出た。幾度となくそういう話になったから、どういう時にどんなことでそうなったのか詳しくは覚えていないくらいだ。

彼は「お酒を飲んで騒ぐような人はくだらない」「お酒を飲まなくても笑いは取れる」と言って自分自身は一切お酒を飲まない。だからこそ、アルコール依存がひどかった時の私が棚の奥などにお酒を隠しているのを見つけたり、私が昼から酒臭かったりすると、彼はひどく機嫌を損ねた。彼は黙りこくったまま剣呑な雰囲気を醸し出した。すると、私も私でその空気を怖く感じる上、「自由に飲みたい」と思って彼から離れたくなって何度も話し合いをした。

彼は私と付き合っていながら、以前「メンヘラは嫌い」と公言していた。特にメンヘラの象徴であるリストカットは大嫌いだ。生々しい傷は「見たくないからちゃんと隠してくれ」と言われるし、彼の家族や友達に傷痕を見られることをひどく気にする。入院中に自傷をしたりすることも、「なんで治るために入院してるのに治そうとしないの？　そういうの本当に嫌だ」と言われた。

一度別れを告げられた時、私は「彼がいなくなったらもう死んじゃう」と思って彼にすがりついた。そして「お酒は友達と飲む時だけにする」「自傷はもうしない」と約束を自分から提案して無理やり付き合い続けてもらった。約束してしばらくは、覚悟して完全に断酒し自傷もしなかった。その約束はだんだんなあなあになってしまったが、飲酒は基本的に機会飲酒になったし、自傷の頻度も少なくなった。

私は彼と付き合っているあいだに、泥酔して池袋で座り込んでいたところを知らない男に連れて行かれたこともあるし、断れない性格で男性とのサシ飲みの誘いを受け容れてしまい泥酔して記憶がないまま朝を迎えてしまったこともある。

それを彼は知っているから、飲み会で帰りが遅くなった時、彼は同じことが繰り返されたと勘違いした時があった。私が帰ってきた時には彼はいなくて「別れよう」の置き手紙がテーブルにあり、彼の荷物はダンボールに片付けられていて宅急便で集荷されてしまった。結局その誤解は解けたけれど、機会飲酒でさえ一、二杯に抑えるよう厳しく管理されている。

彼は私のせいでめちゃくちゃに傷ついている。私がたまにブログに赤裸々な話を載せると、ひどく落ち込んで黙りこくって怖い雰囲気を出す。ブログに載せた話があった時のことを思い出してつらくなってしまうそうだ。私が彼にトラウマを与えてしまった。今でも彼は私のSNSをブロックして、私の書いた文章は一切読まないようにしている。そこまでしても彼は、彼のトラウマのトリガーである私と共に暮らし続けている。

私にとってお酒を飲むことや自傷をすることは自分のこころを助ける行為だから、それを制限されるのはかなりきついことだ。平和な家庭で育ってきた彼が私の傷つきを理解することは一生ないだろうと思う。

それでも、「アル中は嫌だ」「リストカットは嫌だ」「もし子供が生まれて虐待するようだったら親権を剥奪する」「違法薬物をやったらその時は絶対に別れる」という「普通」の感覚の持ち主である彼が、闇落ちしかけの私の腕一本を引っ張り上げて「普通」の世界との接点を作ってくれている。

「好き」は危険。「愛してる」はわからない

彼に愛されていれば、幼少期に満たされなかった愛情も満たされて病気も治るのではないか、と思うかもしれない。だが彼からもらう愛情と、幼少期に満たされなかった愛情は全くの別物で、いくら彼に愛されたからといって昔の傷が癒えるわけではない。彼と私は対等な存在であり、共に大人である。当たり前のことだけれど、子供のように尽くされる一方ではなくて、私のほうもできるところは彼を支えている。お互い「大きな存在」同士である。

こころの湯船というのは、自分が「小さな存在」の時に「大きな存在」が作ってくれるものだ。今でも私のこころは「孤児の湯船」のままである。もう「大きな存在」になってしまった私が癒やされるとするならば、私よりも「もっと大きな存在」が現れて無償の愛情が注がれた時だろう。

私は「もっと大きな存在」である「親代わり」を探し続けている。そうして高校の先生を求め、病

棟看護師を求めてきた。でもすぐお別れはやってくる。親を見つけたと思えば、親を喪失して悲嘆することの繰り返し。毎回つらいから「親代わり」を探すのはもうやめようといつも思う。人に依存すると喪失のリスクが常につきまとうから、代わりにお酒や薬に依存してふわふわして切なる感情をごまかそうとする。

それでも入院してシラフになって病棟看護師と接すると、愛情を求めようとする気持ちがぶわぁっと爆発して、でもそんなのはダメだと爆発の火消しに莫大なエネルギーを使う。まるで叶わない恋の片思いをしているかのように苦しい。

だから、私より「もっと大きな存在」と出会うことは危険でもある。同じ大きさの存在の彼と一緒に暮らすのは、古傷に対する効果はないけれど、安全でほどほどでちょうどいい。

毎日何度も「塔子、大好き」「愛してるよ」と言ってくれる彼に、同じ言葉を返せたことはない。「塔子、大好き。塔子は？」と耳に手を当てておどけて彼が尋ねてくると、私は苦しくなる。

私は彼の耳にフーッと息を吹きかけてふざけてその場をごまかす。

「好き」は怖い。私が今まで人に言った「好き」は全部ビジネストークだ。人に本気の「好き」を言ってしまえば、支配と服従の関係が待っているのではないかと危険を感じる。人を好きになったらそれは必ずいつか破綻して、自分が傷つく結果が待っている気もする。

「愛してる」はわからない。私を傷つけた父や母がもし私のことを「愛してる」とするならば、父と母が「愛し合っていた時がある」とするならば、「愛してる」はますますわからなくなる。「愛してる」には暴力がつきものなのだろうか。本当に「好き」とか「思いやり」とかいう温かな感情だけででき た愛なんてあるのだろうか。

暴力を振るってくる人ではないと彼に絶対の信頼を置いているけれど、支配と服従の記憶が邪魔をする。

私が腕を切ると彼はひどく悲しんで私よりも落ち込んでしまう。ある時は泣いていた。「助けてあげられなくてごめんね」と言う。すると私は怖くなってしまう。「私はあなたの所有物じゃないの！私の体は私のものでしょ？支配しないで！」とこころの中で叫びながら、彼を悲しませていることに、泣かせていることに「ごめんね」と言う。

ある時主治医が教えてくれた。「『支配』と『保護』は違うんだよ。彼はあなたのことを『保護』してくれようとしてるんだよ」。その二つは本当に違うのだろうか。「保護」されることは悪いことではないのだろうか。私にはまだわからない。

入籍と不安

「好き」も「愛してる」も言えないまま、私たちは結婚した。お互いがいない生活というのが想像できないくらいには付き合いも長くなり、「そりゃまあ結婚するよね」くらいのノリで一緒に生活していたのに、改めてプロポーズされた時、私の目からは涙がこぼれた。

私には流れ出た涙の理由がわからない。自分の感情がわからない。その涙に「嬉し涙」とか名前をつけることはできないけれど、その時の涙には「支配される」とか「所有される」とかそういう思考の不純物は混じってなくて、こころがそのまま流れ出てきたようだった。

結婚は、自傷していないと生きられない私にとって、ほぼ初めてと言っていいくらい「自分で自分のことを大切にした」出来事だった。「好き」も「愛してる」も言えないのに自分勝手な話だけれど、「彼より深く私のことを大切にしてくれる人は地球上で誰一人としていないだろう」という確信があって、私は自分が幸せになるための選択肢を選び取ったのだった。

だからといって、そのままトントンと幸せになっているわけじゃない。私はプロポーズされてからひどいマリッジブルーに陥った。「家庭を壊してしまうのではないか」「子供が生まれたら虐待してしまうのではないか」という思いが頭をもたげて、入籍直前のカウンセリングではわぁわぁ泣いたし、主治医にも「結婚は今じゃないと思うよ。まだ若いんだから三〇とかになってからでもいいんじゃない？」とハッキリ言われた。

そんな不安を、幸せそうにしている彼に言うこともできず、ぬるりと入籍した。入籍してからも、ちょっと自分がピリピリしたり、一人の時間が欲しくて押し黙っていたりすると、「実家と同じ空気を私が作り出してしまっている」と感じ、「やはり私は家庭を壊してしまうんだ」という思いに取り憑かれた。今までもずっと一緒に暮らしていたのに、彼といることが急に怖くなってしまい、彼と離れるための休息入院を三回した。

たまたま三回ともプライマリーナースが同じで、その人に不安を吐露した。その人には妻子がいて、仲睦まじいエピソードをたくさん教えてくれた。

『『家庭』なんていう砂のお城を考えちゃダメ。そんなものを想定するから壊れる壊れないっていう話になっちゃう。大切なのはパートナーシップ。お互いがお互いに合わせていくの。俺なんか別にダイビングすごい好きってわけじゃないけど、嫁がダイビングしたいっていうからライセンス取って一緒に南国飛び回ったよ。『俺はダイビング好きじゃないから一人で行ってきて』なんて言わないよ。そこはパートナーなんだからさ、歩み寄るの」

「結婚してから子供が産まれるまでしこたま嫁と遊んだね。あの時期が一番幸せだったよ。塔子ちゃん、仕事だとか勉強だとかばっかりやってちゃダメ。ダーリンもダーリンで仕事ばっかりやってちゃダメ。二人で楽しいことしなさいよ。海外。海外なんていいじゃない」

何度も同じような話をされて、仲の良い家族ってこんなものなのかと知っていった。隙あらばその人は「楽しい予定考えたー？」と私に尋ねてきた。

その人に感化されて、退院日は彼に有給を取ってもらって、退院のお迎えをしてもらい、その足で一緒にアウトレットに出かけた。夜寝る前に一緒に映画やアニメを観ることにした。年末年始の旅行の計画も立ててた。「家庭が壊れる」とかなんとかじゃなくて、二人で楽しい予定を立てて、それを軸に日々の仕事をするようになった。

自分を大切にする決断

やっぱり私は幸せになっていかなくてはいけない。昨日も腕を切ってしまったけれど。当事者として文章を書いているけれど、ずっとそうして生きていくつもりはない。「一生私は精神科にかかってるんじゃないか」「やっぱり血迷って自殺するのではないか」とも思うけれど、結婚という「自分を大切にする」決断をする強さも同時に身に付いてきている。

前、生理が遅れた時があった。「妊娠した……⁉」そう疑い始めてから、普段拒食をしている私が一生懸命ご飯を食べるようになった。お酒は控えた。葉酸も買ってきて飲んだ。結局生理が来た時に私が感じたのは「がっかり」だった。子供を授かったら虐待するかもしれないという怖さがあっても、子供が私の中にいるかもと思ったらこれほど自分＝赤ちゃんを大事にできる自分もいたことがわかった。

母が以前ポロリとこう言った。「塔子のことは本当にいっぱい抱っこしたんだよ。ずーっと抱っこしてた」。その時母の中にあったのが、混じり気のない「愛してる」だったならいいなと思う。いつか私も、透き通った「愛してる」がわかる日が来ますように。

13―カウンセリングと通院の日々

毎週火曜日が、私が生きていく上でのマイルストーンだ。火曜日まであと何日、と一包化された薬の残りで数える。お盆休みとか年末年始とかで火曜日が祝日に変わってしまうと、私の時間感覚はガラガラと崩れて生きていける気がしなくなる。

心理士と共に籠もる時間

火曜日はまず、電車で四〇分かけてカウンセリングへと向かう。今の心理士さんとはもう三年ほどの付き合いだ。今まで出会ってきた心理士さんと違って、その人は「精神分析的心理療法」というアプローチを用いる。

「じゃあ今日もよろしくお願いします」。そう言うと、心理士さんはひたすら黙って私が話すのを待つ。私が話し出すと、途中で口を挟むことなく、私の話の区切りがついたところで連想やイメージを駆使してひと言返してくる。それを元に私も連想やイメージを膨らませ、また私は滔々《とうとう》と話し始める。

五〇分のカウンセリングの中で九割以上は私一人が話していて、心理士さんは滅多に質問を投げかけることもなく私の話を先導することもない。けれど、私の思い浮かべたイメージと心理士さんのそれがバチッとハマる瞬間があったり、心理士さんが発したイメージが私のこころの新たな扉を開けることがある。

心理士さんと私の会話は、他の人が聞いたらわけがわからないと思う。

私　私はプラネタリウムの中で一人っきりでいるような感じがしてる。先生はプラネタリウムのスクリーンにいる。私は先生にスクリーンから私のほうに出てきてほしい気持ちもあるけれど、スクリーンから誰かが出てくるのはものすごく怖いような気もしている。

心理士　……。

私　病棟の看護師さんは土をくれる。土はちょっとずつ積み重なって地層になる。先生は土をくれないし、くれなくていいと思ってる。先生はロボットみたいで好きでも嫌いでもないから。でも、土をくれなくてもいいから何か手を下してほしい。耕してほしい。腕を切ったら傷痕ができるみたいに、痛くてもいいから痕が欲しい。

心理士　耕すっていうのは尖った鍬でせっかく看護師さんがくれた土を傷つけるみたいで、それがスクリーンから僕が出てくることの怖さとも繋がってるような気がするね……。手を下すって言うと殺してほしい、みたいにも聞こえるね。それは前も言ってたように、自分を罰したいみたいな、そんな感情も混じっている気がするね。

私　私はパートナーにハグをされても手を回して抱きしめることができないんです。棒人間になるだけ。ハグされると母親に泣きつかれてる時を思い出して早く終わんないかなと思う。私は母親のぬいぐるみだった。

心理士　ぬいぐるみとして母親の感情を投げ込まれてきたんだね。パートナーにハグされるというのも、愛情という感情を放り込まれていて、感情自体を放り込まれることが怖いことなんだよね。

こんな調子である。

こんなことを三年続けている。これが治療になっているのかはわからないけれど、今の心理士さんと私は深いところで繋がっている気がしている。こころの深くに行けば行くほど幾重にもそびえ立つ扉が見えてきて、その向こうへとアクセスしようとする時間を私は大切に思っていて、そのために暖色の間接照明で照らされた少し薄暗い面接室で、心理士さんと二人きりで籠もることが必要なのだ。

面接室に入ってきっかり五〇分が経つと、「じゃあ時間が来たので。次はまた来週ですね。ありがとうございました」と告げられて、白い蛍光灯で照らされた待合へと扉が開けられ、私は現実世界へと戻っていく。

精神科病院の主治医の診察

カウンセリングが終わるとちょうどお昼の時間になり、私はコンビニでたいていお酒を買う。アルコール依存は治ったけれど、火曜の昼だけはお酒を飲まないと気が済まない。自分に向き合うことの怖さを紛らわしたいのだと思う。飲みながら歩き、駅のゴミ箱に空き缶を捨て、再び電車に三〇分乗って今度は精神科病院へと向かう。

私の診察は外来の最後の枠で、どれだけ診察が長くなってもいいように主治医が設定してくれている。昼過ぎに病院に着いてから診察までの二時間ほどは、病院で知り合った親友と一緒に待合のふかふかの椅子でお喋りをして過ごす。私たちは共に家庭でのトラウマを経験した仲間で、互いに自分の病気について勉強熱心で話が合う。「アルコール足りん」「私もベンゾ盛ろうかな」みたいな会話もあれば、「親の裁判の板挟みなんだけど」みたいな会話もあれば、二人で貸し合っている本を開いて「ここ、まさに私たちじゃない？」みたいな会話もある。

診察では、前の診察から一週間のあいだで起きたこと、思いついたことや悩んでいることを折々にメモしたノートを主治医に手渡す。その一つ一つに丁寧に主治医はコメントしてくれる。

高校生の頃を振り返れば、「あの頃よりはマシだな」と回復を実感するけれど、まだ死にたいと思うことは多いし、何らかの方法で自分を傷つけていないと気が済まない。親友と私はそれを「自殺気分」「自傷気分」と名付けているけれど、自分の中に巣食っているトラウマによるこころの痛みや罪悪感が、そのような気分を起こしているのだと思う。

昔はあらゆる自傷をひどいレベルでやっていたけれど、ここ数年はいろんな自傷を広く浅くローテーションすることで「自傷気分」を紛らわしてきた。「自殺気分」のほうは、主治医がカルテの掲示板（カルテを開くと一番最初に出てくるページ）に「希死念慮が出た時は緊急避難的な入院をするように」と書いてくれていて、死にたくなったら夜間でも受診して、当直の先生がカルテを見て一泊でも入院させてくれて、つらい夜を病院で乗り越えられるようにしている。

広く浅くいろんな自傷をローテーションするとはいえ、パートナーは自傷をひどく嫌がるので隠れてこっそりやらなくてはならない。こっそりやるのは大変だし何度もバレてそのたびに怒られてきたけれど、主治医は「あなたには必要なことなんだよね。やりすぎになったら注意するからほどほどにね」と言ってくれた。

例えば、ちょっと意識がふわっとなるくらいのプチOD（オーバードース）、縫わずに済む程度の浅いアームカット、パートナーが帰ってくる頃には酔いが覚めている程度のお酒。これが理想だけれど、拒食と過食嘔吐は一番パートナーにバレにくいのでついひどくなってしまうことがあるのが悩みだ。

自分一人で過ごす食事は基本的にサラダとヨーグルト。でもそれでは飢餓状態になってしまい、本能的に食欲が爆発する時期が来て、大量にスーパーで食品を買ってむさぼるように食べてから、「拒食の意味がなくなってしまう」と必死になって嘔吐する。たくさんの食費をかけてそれをトイレに排出してしまうことに罪悪感を感じ、死にたくなる。

酒とオーバードースは、こころの痛みから逃れるために意識を飛ばす手段。死ねたらラッキー。アームカットと過食嘔吐は、意識を感情の領域から体の方向に持っていくための手段。拒食は不健康になって自分を罰するための手段。それぞれに意味がある。

正直、全部が治る気はしていない。精神科受診をしなくてよい日が生涯のうちに来る気もしない。でも今の主治医は、「一〇年単位でかかるかもしれないけれど、絶対治るから」「医者や看護師は異動とかで変わっていくかもしれないけれど、病院はなくならないから病院全体であなたを支えます」と言っている。

他の医師に「絶対治る」なんて言われたら「何もわかってないくせに何をほざいてるんだ」と思うけれど、今の主治医はいつも真剣な言葉の処方をしてくれるから、「そうなのかもしれないなぁ」と少し希望が頭をかすめる。

診察ノートに書き綴る

主治医は、長年の経験と知識とプロ意識をまとっていながら、毎回の診察で私と相撲を取ってくれている。

〝どうしよう　たすけてください　全部がこわいこわいこわい　もうむりぜんぶがこわい　も

うむり　こわいこわいこわいこわいこわい　しにたい　人生おわり　何でこんなつらいの？
くるしい　生きていく方法がわからない〟

フラッシュバックを起こした時は、主治医に「助けてー！」と言っている気持ちで診察ノートに殴り書きをする。こういうのが続くと「入院しようか」と提案してくれて、「ここは安全な場所だから」「いつでも逃げてきていい場所だから」「そういう場所があるってことを忘れないで」と言ってくれる。かといって、やはり病院は永住する場所じゃないから、私にとって安心・安全なhomeってどこだろうとわからなくなる。結婚して「家庭」ができたと思ったらなおさら家が安心・安全ではなくなってしまったと感じていた時期もある。

〝私はどこにいてもつらい。病院にいると看ゴ師さんとキョリを取らなきゃとか、ザワザワ音がこころをザワザワさせるとか。良いところもある（家事とか彼とかを放っておける）けど居場所ではない。彼との家も脅威が多くなった。こころが落ち着く場所がない。昔から私にはhomeがない。失踪したいと思ったけど、そんなことするくらいなら死にたい。この世に私がいていい場所はない〟
〝喪失感、寂しさがあります。私の家はどこにもない。私は実は誰とも繋がっていない。そんな感じがします。家も病院も居場所じゃない〟

違法薬物には手を出してはいけないとはわかっているけれど、違法薬物の効果を目にすると、そのかりそめの幸せに逃げたくなる。

〝××（違法薬物名）ってどう思いますか？ ＳＳＲＩより効きますか？ ××で「多幸感、温かさ、安心感」を感じてみたい。どれも私にはわからない。私は温かさを感じそうになると恐怖が襲ってくる。それが看ゴ師さんが怖い理由〟

ホストの決まりきった優しさがいい、それ以外の優しさは怖い、と言っていた子がいた。わかる気がする。優しさをお金で買えば、絶対裏切られずに済むから。看護師さんの優しさも医療費で買っているものだけれど、ビジネスライクな優しさじゃなくて「生身の」優しさになればなるほど、それを強烈に欲する気持ちと、それを失うことの猛烈な恐怖が襲ってくる。ホストなら「かりそめ」を前提にしているからこその安心がある。

親友と話した。「幸せって怖いよね」「不幸な時ってしんどいけど落ち着くよね」「だって、私たち『幸せ』で終われたことないから」。幸せな時間はいつか終わり、必ず不幸がやってくる。何もかも台無しになる。幸せは不幸になる宿命を含んでいるから落ち着かない。不幸なら、不幸なまま安定できる。

〝何かしらの形で自傷してないとなぜか生きていけない。Self harm が Self care になっている。自分を幸せにすること、健康にすること、自分で自分を満たそうとすることが許せない〟

だからといって不幸なままなら生きているのはしんどいだけで、死んだほうがマシだ。

〝私は仕事もできないし迷惑ばかりかける。何より生きてて幸せじゃないし楽しくない。恐怖が襲ってくるだけ。夜になると死にとりつかれる〟

〝生きていく自信がどんどんなくなっていく。私にできることは何もない〟

引き裂かれる思いは

私は今、精神科・児童思春期精神科クリニックの看護師として、週に四日を目安に働いている。クリニックの医師が「話をすることが必要そうだ」と判断した患者さんに対して、「外来看護面談」を五〇分の枠で対応するのが主な仕事だ。

継続してお話しすることを約束しても、私のたび重なる入退院で何ケースも中断してしまった。どれほどの心理的負担を患者さんに与えてしまったことだろう。不安定な自分にこの仕事をする資格はない、と思っていろんな転職サイトから来るメールを読む。配達のドライバーの求人に惹かれている自分がいる。一人で黙々とやって、休むなら休んで、なるべく迷惑をかけない仕事。私が憧れた看護師とは程遠い仕事だけれど、これならできるかもしれないと思う。

退院明けで仕事を再開した日の診察ノート。

〝日曜、仕事にムリヤリ行ってきて四ケース面接して二ケース継続になりました。毎週絶対行かなくては。プレッシャーです〟

〝仕事を再開してから継続面接も増えてきて、もう患者さんを傷つけてはいけないと、意地でも仕事に行っている。正直きつい。別の道へ進もうかと仕事帰りにいつも考えてしまう〟

〝「もう死ぬ！」「生きるのはもうムリだ」／「仕事行かないと」「原稿書かなきゃ」に引き裂かれて苦しい。自分に価値があるのかわからない。体感としてはゴミクズ。でも周りの人は自分を大切にしてくれるし仕事を与えてくれたりする。「死にたい」／「生きていたほうがいいのかな（他人にとって）」のあいだで混乱する〟

「私には価値がない」と言うたびに、真っ直ぐに「あなたには価値があります。適当に言ってるわけじゃなくて本当に」と主治医は言う。「あなたにとっては本当につらい人生だったと思うし、今も苦しんでいるからこんなことを言われたら癪《しゃく》だと思うけど、人の痛みがわかるというのは本当に価値のあること。特にあなたは看護師として、特別な使命を持って生まれたんだと思う」。

一方で、ある看護師さんは言った。「あなたの仕事は自分と向き合うものばっかりで、ずっとそんな生き方をしてたらつらいだけだよ。投資でもやって金持ちになって、金持ちで何が悪いんだ、って人知れず幸せになればいいじゃない」。

こころに傷を負った人が他の人を助ける道にばかり没頭してしまうことを、「サバイバーズ・ミッション」とあまりよい意味ではなく言われたりもする。私にはどちらが正解なのかわからない。私が対人援助職に就くことは天から与えられた素晴らしいミッションなのかもしれないし、沼へと引きずり込む悪魔から与えられた罰なのかもしれない。投資でもやったり配達のドライバーをやったりして、こころというものから意識を引きずり離すことが正解なのだろうか。

〝わたしは自分のために生きる気はないです。でも他人のために生きるのももう疲れた〟

これが本音だ。

生きるというのはものすごく労力のいることだから、自分の幸せを目指すために生きようとしたって、幸せになる頃にはガス欠になっている。私が死んだらパートナーを大きく傷つけてしまうから、かろうじて私は生きている。でもそれは重荷を背負って足を引きずりながら歩いているようなもので、正直「私が死んだ後のことなんて私にはわからないんだからどうでもいい」と、他人のことなど気にかけずに自分の命を放り投げてしまいたい時もある。

それでも通い続ける理由

両親は今、離婚の裁判をしている。母は慰謝料を求めている。子供達の病気の原因を巡って母は「父のＤＶ」だと主張し、父は「夫婦の不和」だと主張している。争いは続く。私をめちゃくちゃにしたのはいったい何だったのだろうか。

〝戦争は終わってない。どれだけ治療しても変わってない。傷は傷のまま、私の傷は誰にも伝わらない。一人で孤独に耐えるだけ。これは昔から変わってない。いつになったら戦争が終わるのか。終わらない絶望しかない〟

戦争は終わらない。両親の裁判の決着が着いたところで、私の中の戦争は終わらないだろう。私の好きなアニメ、『ヴァイオレット・エヴァーガーデン』では、戦争のための兵器として使われてきた主人公の少女が、戦争が終わり人のこころというものを知るようになってから、「私は燃えています」と自分がこころに大火傷を負っていることに気づく。

私も兵士だった。いろんな出来事と戦ってきたし、自分も剣を振るってパートナーをはじめ周りの人を傷つけたり迷惑をかけたり犠牲にしながら生きてきた。そうすることでしか生き延びられなかった。パートナーと出会って平穏や幸福というものを知り、静まった外界の中で、私だけが未だに燃えていることに気づく。熱くて痛くて、でもそれは燃えている自分自身にしかわからない。

精神科にかかって一〇年が経つ。当初の主訴であった「死にたい」は変わっていない。波があるから少しでもマシになっているのかどうかもわからない。何のためにお金をかけてカウンセリングと病院に通っているのだろうか、治療とは何なのだろうか。

このあいだ、自傷を長年続けながらも精神科にかからず社会生活を送っている知人に言われた。「塔子はさ、なんで病院に通ってるの？　塔子の言ってる通り、ほどほどに自傷をローテーションすれば生きていけるんだったら医者なんていらないんじゃない？」と。確かに、ほどほどの自傷のローテーションをしながら日々をこなして、「死にたい」んだったら好きな時に死を選べばよいのかもしれない。でも、私は言葉にできない、常に感じている胸の上にある重石の苦しさに耐えられなくて、「誰か重石を取って……！」と思ってしまうのである。それを治療者に期待するのはナンセンスなことなのだろうか。一〇年通っても重石が取り除かれなかったということは、それはやはり不可能なことなのだろうか。

治療の意味がわからないまま、明日もカウンセリングと病院に行く。重石は取れずいつまで経っても楽になることはないけれど、心理士さんと主治医という私に真剣に向き合ってくれる人達に、とりあえず、なんとなく、でも確かに自分の意志で、毎週会いに行く。

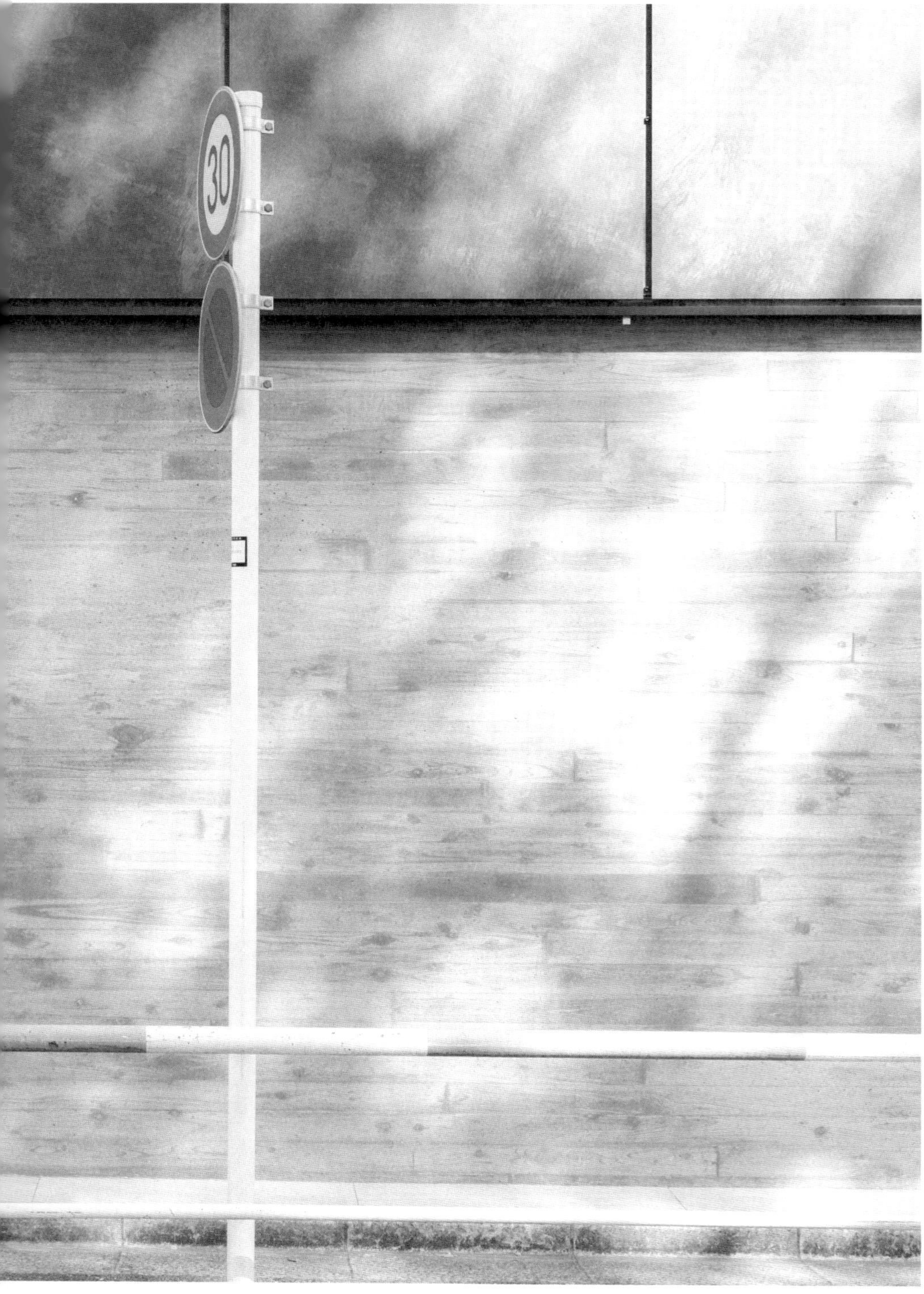
30

Ⅴ部　違和感と出口

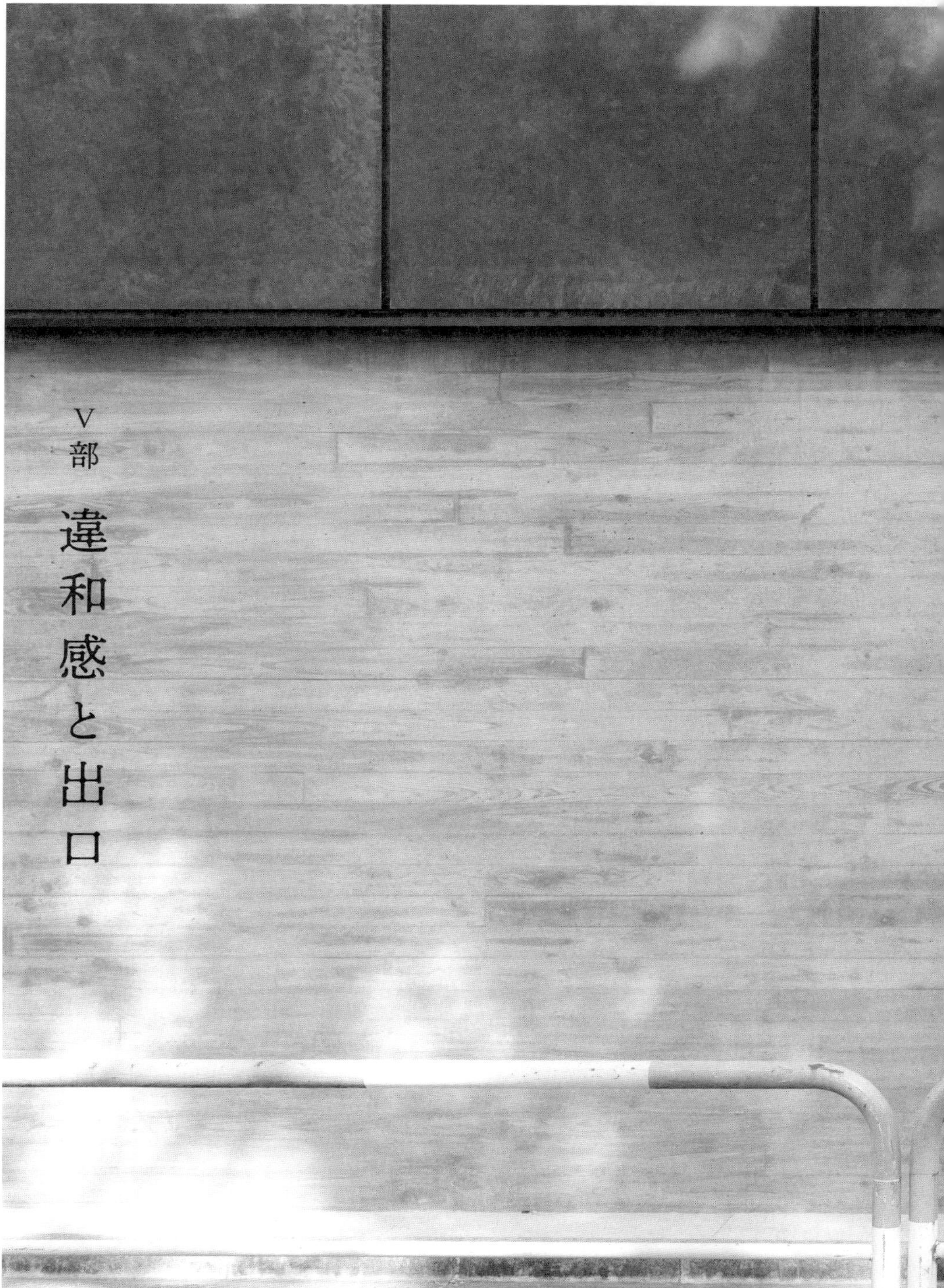

14 兄と話す

（※私は兄を名前で呼んでいる。会話中の「兄」という単語は兄の名前を置き換えたものである。）

私は兄に会うために新幹線に乗った。

何とも言えないあの家の空気を一緒に吸って育った兄。兄と会って話すことで、家の中で起こっていたことの正体が、二人の力をもってすれば多少言語化できるようになり、こころの整理もつくのではないか。そう思ったからだ。

話してみたい

兄が中学生になるくらいまでは、兄と私はとても仲がよかった。母が家でピアノを教えているあいだ、当時子供部屋はなかったので、狭い父の部屋で一緒に過ごした。音楽好きな兄がスピーカーで流す音楽で私は音楽を知った。お菓子ボックスの中から二人で今日食べるおやつを選んで食べる時間が毎日の楽しみだった。

もちろん喧嘩もたくさんした。父の部屋には机と椅子が一セットしかなく、どちらも机を使いたいとなれば、片方がキャンプ用の机を出して椅子なしで地べたに座らなくてはいけなかったので、ちゃんとした机と椅子をどちらが使うのかを巡ってよく喧嘩した。

喧嘩するとなると兄はとても怖かった。兄は口が達者で、まるで父が乗り移ったかのような口調で私を言い負かした。口が達者ではなかった私は、やり込められるとつい手が出てしまい、すると手を出したほうが親に怒られるのでいつも理不尽だと思っていた。言葉の暴力は身体的な暴力以上に傷つくのに、いつも悪いのは私にされるのだった。

兄は巧妙でもあった。おそらく兄は中学受験の頃ストレスが溜まっていたのか、親のいない時を狙って、「何ビビってんだよ」とニヤニヤ笑いながら私の首を締めたり、包丁を突きつけたりするのが本当に怖かった。

兄が中学に入ってから交流はプッツリと途絶えた。兄が家にほとんど帰ってこなくなったからだ。そこから六年ほど会話を交わすことはなかったが、兄が大学生になった時、突然私に誕生日プレゼントをくれるようになった。そこから互いの誕生日にはプレゼントを交換するようになった。大学生の頃、兄が母にしょっちゅう声を荒らげているのを聞いていたが、気がついた時には別人のように丸い性格になっていた。

私が今本を書いていることを伝え、「家のこととかどう思ってるのか話してみたい」とＬＩＮＥすると、兄も「塔子と話してみたい」と返信をくれた。一泊二日の弾丸旅行で、金曜日の兄の仕事終わりの夜に、兄の妻も交えて夜ご飯を食べてから、兄の家に向かった。兄は妻を気遣って、兄の妻が寝室で寝た後、私たちはリビングで小声で話し始めた。

父に怒られながらの勉強

兄 (本の)テーマは?

私 テーマは、自分が病気になった経緯とかを書いていて。あたしは家のことでいろいろ悩んできたから兄はどうなんだろうと思って。兄は家で何のことで苦労してたのか、苦労してないのか。苦労してないことはないと思うけど。

兄 大変だった時期って何年くらいの時?

私 引っ越しの前後かな。

兄 二〇一二年くらいか。

私 そう。塔子は父に似てるっていう悪口をママに毎日何時間も言われてた。

兄 言ってたね、似てるって。俺は中二の終わりからガクッと来て。二〇一一年くらいかな。

私 あの震災の時。

兄 それ以降から五年くらいどん底で。

私 それは家でつらいってこと?

兄　うん。当時の感覚はまた別だったんだけど、今振り返ると、ママがずっと父の悪口を言ってたこと。俺は(父に)似てると言われなかった立場だけど。悪口を聞くと父のことが嫌いになるじゃん。で、その嫌いな人と暮らしてるっていうのがすごくつらかったし、単純に「すごい悪い人だ」っていう刷り込みがされてたから一挙手一投足が気に障るわけ。「今日こういうこと言われたのほんと最悪だ、人間じゃねぇな」と思ったり。それが一番ストレスだったかな。

私　え、じゃあ、直接父からのストレスは受けてなかったってこと？

兄　当時は、直接受けていたと俺は思ってた。父ってきついじゃん。俺は単純に勉強もできなかったから怒られるし。でも改めて振り返ると、それは直接父のことがストレスだったというよりも、すごく悪い人だっていうママの刷り込みのせいで、直接受ける痛みが増長されたからだと思うんだよね。

私　あたしは、兄が中学受験してた時に、兄は塾から帰ってきて父から勉強を教わってて、襖隔てて父の怒鳴り声が聞こえて、兄が怒られてると思って怖くて一人で泣いてたんだけど。

兄　そうだったんだ。

私　それは怒られてる、っていう認識だったの？

兄　俺が小学生の時だよね。それはもちろん怒られてるっていう認識はあったけど、全然致命的なものでもなんでもなかった。

私　え、そうだったんだ。

兄　すごいストレス感じてるってことじゃなかった。

私　あ、そうなんだ。

兄　俺小学生の時すごい健康体でキビキビしてたから。

私　そうだったんだ。あたしだけだったんだ、怖かったの。

兄　記憶だいぶ薄れてきてるけどね。すごく怖くて怖くて縮み上がってたわけではないわ。楽しくてやってたからさ、勉強とか塾とか。怒られることがあっても勉強教えてもらえるし。総合的にマイナスのことではなかった。

（えっ……!? 私が毎晩涙を流すほどおびえていた出来事が、兄にとってはそこまですごいストレスではなかったっていうの？）

（でも、受験の頃兄は、確かに私の首を締めたり、包丁を突きつけたりしていたのになぁ……）

父からの強要がつらかった

私　そうだったんだ。で、二〇一一年からは何がつらかったの？

兄　俺はもう中学受験終わったら勉強はしない、できる限り遊ぶしいろんなことやるんだ、って宣言したんだけど父に真っ向から否定されたの。「なんでこんな成績取ってくるんだ」とか「部活の金とか文化祭実行委員の金とか出してやらねぇよ」と。俺が当初思い描いてた中学生活を真っ向から否定されたわけよ。そこから逃げるように部活にのめりこんでいって、勉強もしないわけだけど。で、成績が悪いから塾に行けとすげぇ言われ続けてた。

私　父に？

兄　そう、中一の途中からずっと。ママはそれに特に反対はしなくて。多少は守ってくれようとしたけど、それは父の考えを変えさせることなく、俺はしぶしぶ中二の時に塾に行き始めた。

私　そうだったんだ。

兄　夏期講習とか通わされて、それはすごい嫌だったね。その中一後半から中二くらいの塾への圧力がターニングポイント。そこから父との関係性も悪くなった。かつ中三の二〇一一年に俺は家の状況がすごい変わったと思ってるんだけど。震災の「どこ行ってんだ事件」（母の外出が父にバレた出来事）で、家の雰囲気が悪いってことにすごいストレスを感じてたかな、中三以降は。

両親の喧嘩の声で不眠に

私　家の雰囲気ってどう感じ取ってたの？

兄　中一中二の時は団地に住んでたじゃん。襖隔てて、こっちに塔子と俺だったじゃん。で夜中あっちでずっと喧嘩してるとか、泣いてるとか。それを聞いて俺は結構気持ち悪くなってたり、夜叫んだりしてた。俺は団地の最後のほうはそれもきつくて。あの団地は、襖隔てていろんな音とか話してることとか全部聞こえてたから、トラウマチックだね。それは小学生の時からもちろんあったんだけど。

私　それは何話してたとか覚えてるの？

兄　細かい記憶はたぶん俺の中でわざと抹殺してると思うんだけど。で、俺は「気持ち悪い」って大きな声で泣いて、そしたら終わるじゃん、喧嘩が。で、そういう時に父の横で寝たりして。「ママは言葉で説明するのが苦手だからこうなっちゃうんだよー」とかフォローされて。

私　え、父に⁉

兄　そうそうそう。

私　え、そうなの⁉　え、じゃあ父は優しかったの？

兄　それはある意味優しいって言えるかもしれないね。そんな言葉をかけてくれたよ。

私　夫婦喧嘩の時は、父は兄のことを気にかけてた……んだね？

兄　俺のケアはしてくれ……どう解釈するかは別として、声をかけてくれた。あとさ、俺中学の時父と山登りよく行ってたんだよ、週末。だから父のこと俺はむしろ好きだったかもしれない。確かにすぐにイライラするし、うぜぇなと思ったこともないわけではないけど、結構懐いてたかもしんない。

私　へぇー……。それは意外だわ。

（父は兄にそんなフォローの言葉をかけていたの？　そんなまともな側面があったなんて……）

兄　ほんと？　俺と父って険悪だと思ってた？

私　うん。あたしは兄の中学受験の時の父の怒鳴り声が怖すぎて泣いてたから。その時、あたしはママのほうに眠れないって言って、ママがコーヒーリキュールを混ぜてカルーアミルクを作ってくれて、それで寝たりしてた。

兄　俺はそれは知らないわ。

私　だからその頃から不眠だったよ。八時半に寝ろって言われてたけど、ずっと声が聞こえるからずっと起きてた。

兄　不眠になったきっかけは一緒だね。やっぱあの薄い襖のせいだよ。不眠は中学生に入ったか入らないかくらいの時に始まってた。

「悪い空気」で体調不良に

私　で、父に対する感情はどうなったの？

兄　やっぱり二〇一一年以降からは違うな。震災の日にママが遅く帰ってきて父が激昂した事件、あれはやっぱおかしいなと思って。妻とはいえ、さすがに人の行動をそんなに制限していいのかと思ったし、あの辺りで俺は結構ママの味方だった。高校にいるあいだはかなりママっ子になった。それはやっぱ一番打ち込んでたのが部活で、それをサポートしてくれたから。合宿費とかも。でも、そうやってママっ子になるってことはさ、ママからの話しか入ってこないわけじゃん。それで引っ越しの頃から父の悪口も増えてきて、悪い父像っていうのが出来上がったね。それが中三から高三くらい。もう体調めっちゃ悪かったからね。

私　どんなふうに悪かったの？

兄　まず、腹が悪い。夜は眠れない。けど学校では一限目から六限目まで寝てたりとか。授業出ないで図書館に何時間もいたりとか。薬も高三の時点で一二錠くらい飲んでたけどどれも効かず。

私　それは精神科の薬？

兄　精神科も行ったたし、内科も行ったたし、胃腸科でも六種類くらい薬出されてた。特にお腹の薬は何も効かなかった。だって原因お腹じゃないんだもん。

私　「悪い父」と一緒に暮らしてるからってこと？

兄　それが一つ目と、二つ目は両親の喧嘩。その二つをまとめると「悪い空気」っていう言い方ができると思うんだけど。今でもそういうことにはすごい敏感だね。人が喧嘩してる場とかに本当にいられなくて。動悸がしてきちゃったりする。ま、それがつらかったかなぁ。でも俺の体調不良の半分はADHD（注意欠如多動症）だから。起きてらんないし。

私　あたしもADHDの得点が高いって話したっけ？

兄　検査とかやった？

私　知能検査とか発達検査とか。ADHDの傾向は高いけど、それは生まれつきのものじゃなくて生育歴の影響だって言われた。兄はいつADHDって診断もらったの？

兄　そもそも精神科で不眠の睡眠薬とかもらってた。で、大一の時に、大学行くといろんなことやらなきゃいけないけどうまくいかなくて、これはおかしいと思って、ADHDだと思うって精神科で相談したら、そうだねって……。でもなんか俺、若干治ってきたんだよな。薬飲んでるせいもあるけど量もだいぶ減ったし。不注意はかなり減ったのと、多動も減った、衝動はちょっとあるくらい。

（え？　兄は結構治ってきたの？　父の影響を私より受けて苦しかったはずの兄が？）

ADHD、ASD傾向の話

兄　逆に質問したいんだけど、塔子は今の病気は何て診断されてるの？

私　いろんな病院に行くたびに診断は変わってきたんだけど、今は複雑性ＰＴＳＤって言われてる。

兄　その複雑性ＰＴＳＤって付き合うもの？　治る？　軽減できる？

私　医者が言うには、一〇年、二〇年単位で良くなっていくって。

兄　ここ数年で良くなってきてる？

私　うーん……。わかんないね、それは。でも高校生の頃よりはマシだと思う。

兄　なるほど。逆に素因、生まれつきのもので自覚してるものはある？

私　あたしはそんなに発達障害とか生まれつき持ってたとは思わないかな。

兄　ＡＳＤ（自閉スペクトラム症）系とかもなさそう？

私　うーん。なんか途中でＡＳＤって診断されたこともあるのよ。でもなんだかんだ対人の仕事について、人の感情がわからないわけでもないし、自分はＡＳＤじゃないなって思うようになった。それはスキルがついたってことなのかもしれないけど。でも確かに昔は感情がわからなかったっていうのはある。父はあたしが泣くとうるさいから出てけって言うし、ママはあたしの顔が不機嫌そうって言って笑顔の練習とかさせてたし。

兄　マジ？　やば。

私　だから感情と表出の結びつきがずーっとわからなかったの。今も笑いながらつらいことを喋っちゃうみたいな癖があるんだけど。そういうのもあって、ASDっぽかったかもしれない。

兄　なるほど。じゃあそういうのの原因として、発達障害というより育ちが原因だと思ってるんだ。

私　うーん。一つのことに没頭するとかはもともとかもしれないけどね。

兄　俺はそこの認識が違っててさ。自分のあらゆる行動様式とか思考経路とかは、俺がもともと持ってる発達障害で説明できるのかな、と思ってて。ADHDとASD。普段やっぱADHDの不注意優勢っていうか、頭ボーっとしちゃうほうだから。棘とか対人緊張とかはマスキングされて、ASD要素はあんまり出ないけど、みたいな感じで理解してたんだ。塔子はそれを、育った環境、成育歴で説明しうる、って思ってるってこと？

私　んー、わかんない。対人関係に関しては親がやっぱすごい緊張感があったから、それの影響はあるかなと……。

影響を受けた時間と程度の差？

兄　俺は中学時代から大学生になっても、かなり家に居なかったから。家のいろんな暗い部分を長い時間受け止めてしまったのが塔子だと思うんだよね。

私　うーん。

兄　俺はね。共感、というか、感情のコントロールが全然できなかったの、大学四年生くらいまで。だから喧嘩を見ると、超つらいんだけど、とにかく混乱して、自分の気持ちを言語化することもできずに勝手に気分が落ちていくみたいな感じだったんだ。それで家の外に外にずーっと逃げようとしてた。たぶんほとんど会ってないよね？　塔子と。

私　うん。

兄　家の影響を受けた時間とか程度はかなり差がある気がするね、話をしてると。

私　でもママから話を聞く限りでは、兄が父親にすごく虐げられてたって。中学受験の時の勉強もそうだし、××（兄の進学した中学）も反対され、××（兄の志望した学部）も反対され、××（兄の進学した大学）も反対され、みたいなのがあったじゃん。それはどうだったの？

兄　それはめっちゃつらかったし、父親を恨んだけど……。

　ちょっとごめん、さっきからめっちゃ混乱してて、当時の認識と、現時点での認識がかなり異なってて、ここ数年でがらりと変わって。どっちを喋ればいいのか混乱してるんだ。だからえっと、当時は、めっちゃつらかったしめっちゃ恨んだけど。今思えば、別にそれだけのことじゃない、よくある話じゃない。学校反対される、進路反対される、留学も反対されたし、部活やるな勉強しなさい。でもそれって「厳しい父親」の範疇だな、って今は解釈してて。

（えっ……!?　ちょっと待って。兄が父に虐げられてたっていう話も、私にとっては父を憎む要因だったのに、兄にはそれが「厳しい父親」の範疇に入ると言うの……？）

兄　むしろやっぱり、ママのせいで、誤った父親像を作ってしまって、それを引きずったことは非常にもったいないことだったなと思ってるし、ピリピリした悪い空気は確実に俺の健康を害した。思春期くらいからの一〇年、俺すごいネガティブな性格だったし、世の中に対するものの見方とかにすごい悪影響を与えられたと思ってる。だけど今の俺はかなり健康で、だから、かなりいろんなことが忘却の彼方になりつつあるんだよな。俺は、ずっと人との境界がわかんなくて。父の言ってることも必要以上に重く受け止めてしまうし、ママの言ってることも必要以上に共感してしまうので、必要以上につらくなってた。普通、人は人、って思うとさ、いったん割り切れんじゃん。それが当時はできなかったからつらさがあったけど、今はもう本当に俺自身が別人になってしまって。

（もう忘却の彼方？）
（人は人、で割り切れば良かった？）

すでに親を許していた兄

私　何で別人になったの？
兄　対ママは、俺が就職した瞬間、俺が強い立場になったと思った。俺には安定した雇用と給料があるから。母は弱いところもあったし、自分にひどいこともしてきたけど、母は母だから縁は切れないし、家族だから逆に守る対象になったのかな。で、向こうも、大学四年生の時くらいのどっかで気づいたみたいで。それまで行動を逐一聞いてくるし、帰る時間とか言わないとめちゃくちゃ怒るし、かなり過干渉だったんだけど。就職決まった時くらいからすーっと一人の人間として接してくれるようになったんだよね。ずぶずぶの時は相手のひと言ひと言がすごい気になってたけど、お互い一人前になって関係が落ち着いた。

父のほうは……。やっぱ自分が就職したくらいかな。ようやく父は大変だったんだなと思った。××（父の職業）をしている父親ってすげぇなと思えたし、自分が仕事するってなった時に結構リスペクトみたいな感情が湧いてきて。それをきっかけに客観的に父親を見ることができた。父のほうはもっと前に気づいてたんだと思うんだ。大学入ったくらいの時に「もうお前は放っておくから」って言ってくれたのね、父が。

私　それは良い意味で？

兄　良い意味なの。当時も良いと思ったし、今も良いと解釈してる。俺が面倒みるのはここまでだから、好きにやれと。俺何も言わないからって。あの人、俺が大学で多少やんちゃしてもずーっと放っといてくれたの。それはすごい良かった。

私　ふーーん。

兄　それで俺も就職して大人になったから、一人の大人同士として喋れるようになったっていうのがここ二、三年って感じ。

私　じゃあ、父と交流はあったんだ。

兄　実際はあんまないけどね。ほぼ喋ってないが、だからといってお互いピリピリする感じではなくて。実家の部屋向かい同士だったから、たまに部屋出るのが一緒になるとちょっと会釈して。おはよう、あけましておめでとう、くらいは言ってたよ。この前（祖父の）葬式で喋ったの、あんな量喋ったの一〇年ぶりとかだった。

（え？ 私はママから、「父はずっと兄を無視してる」って聞いてたのに、話が違うなぁ……）

私　へー。え、でもさ、（自分の）結婚の報告しなかったんでしょ？ それはなんで？

兄　鋭い質問だね。半分はめんどくさかった。父は変わった人だと俺は思ってるんだけど。神経質だし。特に相手の家族に会わせるとか、そういうシチュエーションは本人がすごく苦手だろうなと思ってて。俺としてもさ、そこで父親が粗相というか、変なこと言ったりするの見たくもねぇから、ちょっと直接会わせるのはなぁと思ってめんどくさかったのが半分、というか八割かな。そこはちょっと俺も気にしすぎた感があるな。父がすごく嫌いとか距離置きたいっていうよりは、単純にやっぱ人付き合いが苦手なのがわかるから可哀想だなと思ったし。後は、ママっ子か父っ子かで言ったら、俺ママっ子だと思ってて、まあ全然嬉しくはないんだけど似てるところもあるし。感情として普通に嫁の家族に会わせたいと思ったのはママだったし、ぐらいな感じ。

私　そうなんだ。兄は父とめっちゃ絶縁してたからかと思ってたわ。

（そう、兄は今も父と絶縁中で、私以上に父を憎んでると思ってたよ）

兄　確かに八年くらい一緒に飯食ってないし、やり取りはメールだけだったけど。

私　メール、何してたの？

兄　今期の教科書代お願いします、とかそんな感じ。でもねー、卒業する時もスーツ代かかるだろうからってお金バッと振り込んでくれたし、この前も結婚祝いくれたし。普通に嬉しかったけどね。もちろん一回形成された悪い父親像って一瞬では消えないから、グラデーションだけどね。そんなこんなで今は別に、積極的に関わる意味も特にないけど、父親と息子ってそういうもんだと俺は思ってる。

（父親と息子ってそういうもん……か）

逃げることが可能だった兄、逃げられなかった妹

私　ちなみに、あたしが精神科にかかったのが高一の時なんだけど、その頃あたしのことはどう認識してたの？

兄　あー。言い方が難しいけど、あんまり認識してなかったかもな。だって会わないんだもん。だから塔子が中高時代の記憶はすっぽり抜けてる。申し訳ないんだけど。逆に俺のことどう認識してた？

私　うーん。あたしは家のことで相当追い詰められてたから、一四歳になる前に家族のこと殺そうかっ

て悩んでたよ。結局一四歳過ぎちゃったからその感情は自分に向くようになったんだけど。兄のことはとにかく、家にいない、としか思ってなかった。だから引っ越しの時とかもさ、ママの話聞いてるのも全部あたしだし、引っ越しの荷物の片付けしてるのも全部あたしだし、みたいな感じで兄は何もしてないな、みたいなイメージだったかな。

兄　結果的に家の暗い部分だいぶ負わせてしまったところがあると思う、ごめんね。

私　うん。

兄　俺は塔子ほどつらい思いはしなかった。死のうと思って包丁の柄を握ったことはあるけど、本気じゃなかったな。死のうと思わなきゃいけないから包丁握らなきゃいけないかな、みたいな感じ。

私　それはいつのこと？

兄　団地に住んでた時かな……。思い出してきたな。俺はとにかく外に逃げよう逃げようとしてた、中学入った時から。実際中学入ったら行動範囲広がるし、自由じゃん、夜まで。それに乗じてとにかく家には帰りたくないから帰らないっていうまま大学四年までいった。

お金がないと言われ続けた影響

私　ママの「お金ないお金ない」って話は兄はどれくらい聞いてたの？

兄　それは俺が大学生になった時くらいだっけ？

私　や、引っ越した時にママのピアノの収入が減ったり、パートがなかなか決まらなかったり、父に生活費減らされたりとか。

兄　うーん。逆に塔子はそれどういうタイミングで聞くの?

私　学校から帰ってきてからかな。あたしの学校は部活があっても最終下校が五時だったし、塾も行ってなかったし、家にいる時間がやっぱ長かったから。そのあいだはずーっとママの話を聞いてたって感じ。それでお金に困ってるってことで、ネットで金銭的な支援してくれるって人と会ったら性被害に遭った。

兄　それは初めて聞いた。そうだったんだ。「お金ない」って言われ続けるのはやっぱり影響した?

私　大学生になってから口座に三〇万円ないと精神が不安定になって、人にお金借りたりしてた。今も、貯金はそれなりにあるけど、貧困妄想みたいなのがこびりついてる。

兄　それは貧しくなるんじゃないかっていう恐れ?

私　今は齋藤(パートナー)が稼いでるとはいえ、ママみたいに経済力で支配されたくないと思って、自分の分は自分で稼がなきゃと思ってるから、自分の口座のお金が減ったりすると結構不安になる。

兄　なるほど。お金ない、っていう言葉をたくさん受けたのはそれなりに一緒かもしれないけど、俺は職業観に影響したかな。お金を稼ぐことにすごい罪悪感があって。

私　罪悪感?

兄　俺、お金を持っててていいんだろうか、ビジネスしていいんだろうか、お金を使っていい思いしていいんだろうか、ってずっと思ってたのが就活で一番つらかった。けど、反動でお金もらうようになってからは浪費癖が半端なくて、今も借金あるんだけど。でもその程度で済んだね、自分の場合。

「男だから」「女だから」があの家には根強くあった

兄 ……なんかさ、この話始める前さ、もしかして同じ経験をしたんじゃないかって思ってた？ 同じ経験、っていうか、同じ家で同じ親に育てられたから似たような経験があるんじゃないかって思ってた？

私 んー、家の何とも言えない雰囲気を兄がどう言語化してくれるのかな、っていうのは思ってたけど、兄が家にいなかったっていうのはあたしも覚えてるから、違う経験なんだろうなとは思ってた。で、父との交流も知らなかったから、あたしが思ってたのは、兄はずっと父に虐げられて生きてきて、今でも父とは絶縁状態なんだって思ってた。

兄 なるほど。なんかでも今話聞いててさ、親と接していた時間は俺のほうが少ないけど、それだけじゃ経験の差を説明できないような気がしていて。言い方難しいから適当に言うんだけど、性別役割分業的な、「男だから」「女だから」っていう経験の差は結構あるんじゃない？

私 それは結構あると思う。

兄 あー、塔子に対する認識ちょっと思い出したわ。俺のほうが明らかに恵まれてるな、って思ってた。

私 あ、そうなんだ。

兄 なんか塔子可哀想な立場にあるなって思ってた。

私 どんなとこが？

兄 父方のばあちゃんってさ、行くたびにお小遣いくれるじゃない？ その額も回数も結構違ったんだよね（兄は父方の祖母にとって長男の長男であるため特別扱いを受けていた）。幼い時はこんなもらえてラッキーと思ったけど、でもこんなに差があるのをなんでママも父も何も言わないんだろう、と思って。あとママは「塔子は女の子だから」っていう枕詞がすごい多くて、一回俺はそれでキレたことがある。「なんでそういう言い方するんだよ」って。大一くらいかな。だから自分が塔子に比べて対親という意味で優位な立場にあるんだなってうっすらずっと感じてたな。感じてたけど俺は何のアクションもしなかったわ。できなかった。自分のことばっか考えて、俺はとにかく外に逃げてたね。

（「女だから」は確かにママからすごい言われてた。そこは兄も少しは気づいてたんだ……）

私の泊まるホテルのチェックインの最終時刻である深夜0時が近づき、私たちは家を出て、兄は車で私をホテルまで送ってくれた。道中、兄はうーんと考え込みながら「何でもいいけど、俺に何かできることある？」と聞いてきた。私は、人、特に家族の助けを借りて自分の状況が良くなるなどとは考えたこともなかったので、頭を悩ませた。私は長いこと逡巡した後、昔を振り返りながら「兄が大学生になった時誕生日プレゼントくれたのは嬉しかったな」と答えた。すると兄は、「俺も塔子に誕生日プレゼントもらった時嬉しかった。家族なんだな、家族がいたんだなって思った」と言った。兄も私も、長いこと一人で生きてきたんだと切なくなった。そういえば兄が初めて私にくれた誕生日プレゼントは、G・ガルシア＝マルケスの『百年の孤独』だった。

話し足りないよね、ということで、次の日に遊ぶ予定だったのをやめて、兄の家で話をすることにした。翌日は兄の妻も交えて喫茶店のモーニングを食べてから、兄の家に戻った。兄は、母と母の弁護士と三人で面談した時の報告から話を始めた。

母が言い返せばよかった？

兄　その（三人で話した）後、弁護士と二人で話したの。で、その時俺は、母は結構思い込みも激しいし、あんまり状況も客観的に見れてないから、言ってることは必ずしもその通りだと思ってません、みたいなことを伝えた。あと、弁護士から過去どういうつらい思いをしたのか、父親がどんなひどい仕打ちをしたのか、とか聞かれたんだけど、昨日言った通り、俺が父から直接何かされたというより、ママの作った父親像に囚われてた側面が強いっていうことをお伝えしたの。

そしたら弁護士さんすごい納得してて。私もそんな気がしていました、と。でもクライアントだから直接言えないしわかんないし、だけど今〇〇さん（兄）の話を聞いていてすごい腑に落ちましたって言われて。だから第三者、客観的な目をもってしてもちょっと「ん？」って思うところがある。

例えばテレビを見ちゃいけないっていうルールがあったじゃん。「どうしてそれを破らなかったんですか？」って弁護士さんは何回か問いかけてた。「言い返せばいいじゃないですか」と。それに対してママは、「怖いしすぐ怒り出すし、キレると手につかないので」みたいな説明をしてるんだけど、第三者の弁護士からすると「もっと反論できたんじゃないのか」みたいな話をしてた。俺のエピソード

について も「××さん(母)は××さん(父)に怒られている〇〇さん(兄)のために何をしてあげたんですか? もうちょっと言えたんじゃないですか?」みたいなことを言ってた。やっぱ客観的に見ると、そう見えちゃうらしい。

私 そうなんだー……。

(むむ。弁護士と兄の言葉、なんか違和感あるなあ。洗脳されて恫喝されて縮み上がってた人は、恐怖で言い返せないものじゃない?)

兄 なんか母方だけそうやって弁護士と話してるのも微妙だなって若干もやもやしてて。だったら、父のほうとも話したいなあと思って。

私 でも父は弁護士つけてないって言ってたね。

兄 そう、つけてない。俺が思ってるのは、婚姻費用も財産分与もちゃんとやってもらったほうがよくて。なぜならママは全く金がねぇから。それを目的にそうやって調停をしてるのは真っ当だし、ちゃんと金を父に払わせてほしいと思ってる。だって弁護士とか挟まなかったら父は払わないじゃん、絶対。そこは法律とか裁判所の力を借りたほうがいいと思っていて。……っていう金の話だけにしたい、俺は。昔、生活でこういうことがあったからとか、子供はこう思ってました、とかそういう込み入った話はしたくない。金は金で受け取って、綺麗に終わりましたね、っていうのが理想。どう思う?

私 わかんない。あたしはこの前ママの話を聞きに行ったのもあるし、ママからの情報が多いから。

兄　ママの話を聞いてどう思った？
私　父にされたことみたいなノートを見たんだけど。
兄　確かに父はこれはひどいな、って感じた？
私　うーん。どうなんだろうな。

（いや、正直言えば、やっぱりこれはひどいな、と思ったよ）

それは「弱さだ」と？

私　弁護士さんはママのどういう言動をもってして思い込みが激しい人だって思ったんだろう？
兄　若干筋が通らないというか、同じことをずっと言ってて、話が噛み合ってなかった。全部を言葉にするのは確かに難しいんだけど、全く整理できていないんだなというのはひしひし伝わってきた。
私　うーん。ママは、母方の家ってじいちゃんもばあちゃんも全く怒らない人だったから、もう少しでも怒鳴られただけで怖くなっちゃって、何も言えなくなっちゃう、みたいなことを言ってたよ。
兄　でもそれを弁護士が聞いたらさ、すごいひどい言い方だけど「それって弱さじゃないですか？」って。そう言われたら反論が難しくない？
私　うん……うん。

（でも、傷が大きすぎたからこそ、母は怖かった体験を言葉にすらできないんじゃないかな）

兄　だって。それこそ普通に会社で働いてたらさ、すぐ怒られるわけだしさ、弁護士からしたら「それって甘えじゃないですか」って思っちゃうよね。だから弁護士さんの頭の中では、母の弱さとアクションの起こさなさが家の状況を改善できなかった原因なんじゃないか、ってふうになっちゃってるっぽくて。で、俺はっていうと、それに同意するところもある。

本人がつらいのと、客観的にその人を見てつらそうと思うのは違うじゃん。第三者の目で見れば、そこはもっと頑張れたし、弱さにあまり向き合ってなかった。結構ママは、自分じゃなくて他人のせいにするような他責的なところがあると俺は思ってて。俺が弁護士でもやっぱちょっと弁護できないところがいっぱいあるなとは薄々思ってたし、その時話してて思った。

（もっと頑張れた？）

（弱さに向き合ってなかった？）

依存させるな、自立させろ

私　婚姻費用と財産分与だけでママは生きていけるものなのかな？

兄　カツカツだと思うよ。俺は仕送りしても全然いいんだけど。

私　やー、なんか引っ越しした時も、引越し費用とか家賃いっぺんに払ったとかで「お金がないお金がない」って話を聞いたから。

兄　そうなんだ。

私　だからあたしは支援したほうがいいのかなと思ったけど、周りに言ったら、一回お金の支援しちゃうとその後も続くかもしんないからそれはしないほうがいいんじゃない、って言われたんだけど。

兄　それは俺も現時点では正解だと思う。けどさ、未だにお金ないって話、塔子にだけ言って俺に言わないんだね。怖いのかな、俺。塔子に言うなら俺にも言えって感じじゃない？

私　んー、ママはあたしに依存してるところが結構大きいと思うんだよね。

兄　中学生くらいの時からってこと？

私　うん。

兄　すごい依存しがちだよね、ママって。自立してもらわないと困る。

私　兄にはＬＩＮＥとかって来る？

兄　二週間に一回くらいかな。

私　そうなんだ。あたしには結構来るんだけど、それもママが孤独で可哀想だからきっちり返信して、どこどこ行きたいって言ったら一緒に行って。

兄　それやめたほうがいいんじゃない？

私　うーん。

兄　今日俺、ズケズケ言うけど。その依存を引き剥がさないと、絶対お互い不幸だと思うんだよ。

私　不思議なんだけどさ、ママから傷つけられてきたのに、ママのことが心配になっちゃうんだよね。

兄　共依存？（笑）

私　（笑）なのかなぁ。まあ父のことも心配なんだけどね。この前メールした時は「体調はあまりよくありません」って言ってて。父も父で調停とかで精神削られてるのかな、と思って。

兄　そりゃ精神削られてると思うよ、二人共。これは俺の考えだけど、寂しいとかつらいことも、まずはいったん自分で背負おうと。自分でまず解決を試みるのと、最初から人に頼るのは違うじゃない。

（いったん自分で背負おう……か）

兄　今のママは「頼ろう、頼ろう」と、一人で背負う術を知らないんじゃないかって思って。困ったらすぐ人に話すじゃん、昔から。話すのはストレス解消法の一つとしてはアリだと思うけど。自分の中で解決する能力が低いと思う。けどまだ五〇代なんだから「頑張れ」って感じしない？　自立を。せっかくママにとっては魔物のようだった父と離れられたんだから、これをきっかけに精神的に自立してもらって、その上で金銭のサポートはするけど、依存されてお金を渡すのと、自立してる同士でちょっと不便だろうから毎月少し送るよっていうのは大きく違う、と俺は思っていて。

私　そうねぇ。でも何か言い方ひどいけど、哀れに見えちゃう。哀れに見えない？

兄　見える見える。

私　でもそこをちょっとしっかりしてもらわないと、ってことだよね。

兄　うん。だって、父も悪かったと思うけど、そこに早くアクションを起こさなかった自分にも責任の一端があると思うのが自然というか、あるべき姿だと思わない？　と、俺は思うけどどう？

（アクションを起こさなかった責任？　うーん、ずっと監禁生活だった母にそれを求めるのは酷じゃないかなぁ？）

子供への愛？　自分のエゴ？

私　てかあたしさ、ずっと本当に離婚してほしいと思ってたの。

兄　うん、俺も思ってた。

私　でもママの主張としては「子供がいるから離婚できない」って言ってて「私たちいないほうがよかったの？」とかも思ってずっと何も言わなかったんだけど、高三の時に「この空気に耐えられないから離婚してくれ」ってママに言っていろんな窓口も紹介したんだけど、「(行政の人に）経済的に自立できないから結婚してたほうがいいって言われたから離婚できない」って言われて帰ってきて。でも今回弁護士つけたらこんな一瞬で別居できて、あの耐えてた時間は何だったんだろうみたいな。

兄　うん。ほんっとに離婚してほしかったな。

私　ほんとだよね。

兄　マジで俺らが中学生くらいの時に離婚してくれてたらさ、お金はないかもしんないけど、わりと平穏に暮らせてたと俺は思う。

私　だよね。生活保護でもいいから離婚してほしかったな。

兄　うん。それな。子供のために離婚できないっていうか、子供のために離婚してほしかったな。

私　そこの決断はやっぱできない人なんだな、と思って。自分で何かを推し進める力が弱いよね。

兄　弱い弱い。

私　でも昨日の話聞いてて不思議に思ったのはさ、兄はママのことをさ、そういうふうに弱さがあるとか思ってるわけじゃん？　でも自分のことをママっ子だって言ってたじゃん？

兄　そこは矛盾しないのかって？

私　うん。

兄　俺は今全くママに依存してもないし、されてもいないと思ってるんだけど。だからこそ全部が客観的に見える。で、弱さのところはすごい感じる。俺が昔「安定した金のために、ピアノを諦めて定職に就け」って強い口調で言ったこともあるけど、でもできなかったんだな、と。本当に弱い人だな、と。思うけれども、ま、でもわりと好きかもしんないね、母親は家族として。だから、これは「愛」なんだと思うよ。弱さも含めてママを受け容れているっていうのが一つで。

　LINEが毎日来るみたいな時期は就職してすぐの時期にあったけど俺はスパンと突き放して。あと塔子の心配をすごくしてたから、「や、塔子は家族かもしれないけど一人の人間として、他人なんだから放っとけ」って半分怒鳴るくらいに言ったの。「そこちゃんと切り分けないと本当につらい思いするよ」って言ったら「わかった。頑張る」って言ってくれたんだけど。……っていう感じで、「愛」

だから両立するんです。（笑）

（あぁ、思い出してきた。兄が大学生の頃、兄はしょっちゅう母のことを高圧的に怒鳴ってたな。なんだか少し父に似てるなぁ）

私　愛ね。ふふ。そんなもんなんだ。あたしはそこがほんと真逆で、私はママに尽くすんだけど、ママのことを愛してるかって言ったらわかんないんだよね。だし、ママからいろいろ言われてたから、ママからの愛情は本物だったとは思ってないんだよね。純粋に子供のことを思ってるんじゃなくて、ママのエゴに振り回されてたなって。

兄　うん、俺もそう思うよ。全然自分のことしか考えてないと思う。それは子供への愛という殻に包んで押し付けていただけだと思うよ。そのことに今の時点でママは一〇〇パーセント気づいてないのかな？　自分の行動は本当に子供のためだったかなって、考えたことないのかな。

私　そこは考えてないんじゃない？　自分は純粋に子供を愛してるって思ってるんじゃない？

兄　ほう。俺はちょっと違うふうに思っててさ。「あの時兄を守れなくて本当にごめん」って本気で謝られたこともあったし、「あの時私がもうちょっと頑張ればよかった、本当に反省してる」って言葉も聞いたし。聞いたことある？　そういう言葉は。

私　んー。いっつも私には「父から守れなくてごめんね」なんだよね。ママがママ自身がしたことを謝ってきたことはないかな。

兄　そうなんだ。なんか俺は、そういう俺への言葉の節々に、ちょっと自省を感じ取っていて。故に俺は最初のほうに心配してないって言ったのはそういうところもあるんだけど。明らかに対俺ではここ数年でママは変わってきてる。ちゃんと自立とは何か、とか、子供と対等に接するって何か、のヒントを得てる、と思っていたから対塔子にもそうなのかなってちょっと期待してたけど、話聞いてるとちょっと塔子には依存気味なのかな？　やっぱり。

私　そうねぇ。ママがいろいろ理由つけて会ってくるけど、あたしはママと接するとエネルギー消費しちゃうから、入院してる時とかは面会拒否にしてる。

兄　うん。一回距離置いてみたら？　当然寂しいと思うし、喋りたいと思うけど。でも塔子とあんまり関わりない期間もあったじゃん。「塔子と最近連絡してないんだ」って言ってた時期もあったよ。

私　そうだっけ。覚えてないなぁ。

兄　で、不安そうだったけど、「塔子は塔子でやってるから大丈夫」って俺が尻を叩いたんだけど。っていう感じでちょっとずつでいいから距離を置いてみない？　ＬＩＮＥをすぐ返さないで一日置いとくでも。で、逆に俺はもうちょっと関与してみようかな。一週間に一回電話するとか。俺は絶対依存しないし依存させない自信はあるから大丈夫だから。普通にやってみようかな。

（依存しないし依存させない……か）

父と母は共依存だったのか？

私　うん。父のメンタルは大丈夫なのかな。

兄　波を感じない？　俺はあんま関わってないからあれだけど。俺が葬式で会った時は、「すごい絶好調」って言ってた。けどちょっと浮ついてる、みたいな、テンション上がりすぎじゃないかな、とはチラッと思ったけどね。俺は医療従事者じゃないからわからないけど。

私　ふーん。

兄　どうなんだろう、俺は父のことケアっていうかあんま気にしてなかったな。

私　なんかさ、一回お酒の缶をママが捨てないって言った時あったじゃん？　その時父は「なんでお前は俺をいじめるんだ」って言った時があって。

兄　わぉ。そうだったんだ。

私　それを聞いて父は被害の感覚を持ってたんだと思って。例えば、母子と父で分断されてるのとかも、自分だけハブられてるみたいな感じで感じ取ってたのかな、と思って。

兄　そうかなぁ。それを聞いて俺思ったのは、それは父がママに依存してる、甘えというか、ある種の依存が前提にあったのかなと思って。ママにかまってほしいし、世話してほしいし、それが急に絶たれたことを「いじめ」って表現したのかなって思ったけど。

私　あぁー。父は父でママのことで苦しいっていう感情はあるんだと思うんだけど。

兄　あのー、寝る場所変えたじゃん（引っ越し当初は両親の寝室が一緒だった）。あの時に、場所変えたお陰ですごくストレスが減ったって父がコメントしたらしくて。それもその苦しさを表してるよね。なんかでもさぁ、二人の関係って複雑だよね。たぶんずっと別れなかったのは、またイージーな言葉使っちゃうけど、お互い「依存」してたんじゃないかなって俺は思ってて。すんごい忌み嫌いつつも頼り合う。ママは収入がある夫に守ってもらえて、父は父で家事もしてもらえるし昔から俺のこと知ってるし、みたいな。頼り、甘えの構造があって。一方で、たぶん父にとってはすーごい気に障る言動、行動がいっぱいあったと思うんだよ。

まず俺が父だったら家でピアノを教えるなんてあり得ないと思ってて。だって自分家で仕事してるのに音かき鳴らされたら結構きつくない？　そのあいだ自分の部屋で子供二人侍《はべ》ってさ。そこから始まったと思ってて。（塔子が）三歳、（俺が）五歳？　で、ママは人の話聞かないじゃん、理解力が弱いから父が論理的に説明したところでキーっとなっちゃってたぶん話になってないんだと思う。というのが二人の関係性の特徴かなと俺は思ってたんだけど。

（兄は父に共感的なんだ……）

（でもさ、ピアノを教えて月謝をもらっている妻に、夫が合わせるってこともあっていいんじゃない？　なぜ妻だけが夫に合わせる必要があるの？）

兄　「独立しましょう」って言い始めたの父じゃん？　だから踏ん切りがついたところがあるんだと思うんだよね。で、今二人で比べると父のほうが精神的に圧倒的に楽なんじゃないかなと思ってる。自分で甘えとか頼りを断ち切れたから独立しようって言えたんだと思うし。そう俺は思ってるから父のことはそこまで心配はしてなかったんだけど。

私　あたしが父を心配しすぎだね。

兄　心配性、世話焼き、なところない？　思い入れたりさ。そういうパーソナリティがある。

私　ふふ。そうかもしんないね。ママのことも父のこともケアする対象だもん。

兄　(看護師が）天職？（笑）　でもケアをするより育てたほうが良いと思う。少なくとも対ママに対しては、塔子はこころなしか距離を置く、俺はこころなしか距離を縮めて少しバランスを変えてみない？　とりあえず。

私　そうね。

負えるもの、負えないものの認識

兄　何か困ってることある？　何でもいいけど。

私　まあ結構びっくりするかもしれないけど。何かしら自分を傷つけてないといられないのね。しんどいなってなると腕切ったりもするし。でも腕切るのは齋藤が嫌がるからさ、何かバレない自傷の方法をしたいわけよ。だから今は拒食と嘔吐をしてて。前××（以前入院していた病院）で兄と会った時ほどは痩せたりしてはいないけど。

兄　してないね。

私　けど薬で太った時期から四ヶ月で一〇キロ減らして生理も止まってる。っていうのは隠してやってる。

兄　昨日ご飯は大丈夫だった？

私　あー、昨日は普通に吸収してる。旅行の時はいいやと思って。

兄　よかった。拒食と嘔吐はやらなきゃと思ってる？　そこに逃げるイメージ？

私　んーいろんな意味があるんだけど。一つはこころの苦痛から体の苦痛に置き換えたいわけ。あとは、自分が家庭を壊しちゃった、っていう意識があるのよ。昔からあたしの不機嫌な顔のせいで家の空気が悪くなったみたいな刷り込みもあるし、あたしが家族とご飯を食べなくなったっていうのも家族がバラバラになったきっかけだから、自分が家庭を破壊しちゃったっていう自罰感情がすごいある。

兄　なるほど。でもさー、その「自分のせいで」っていうのは、冷静な時はそれは違うんだって認識できるの？

私　違うんだってわかるんだけど、自分はすごい悪い人間だっていうのが染み付いちゃってるんだよね。父に似てるっていうのも言われてるから、父の悪さみたいなのも持ってるってやっぱ思ってるのかな。あたしは結婚する時に家庭を作ったら自分が家庭を壊すんじゃないかってマリッジブルーになった。あたしが一人になりたくて黙り込んでる時とか、あの実家の空気をあたしが作り出しちゃってる、と思って恐怖に襲われる。

兄　それは本能レベルで出てくるの？　脊髄反射みたいに？

私　うん。兄は結婚する時に家庭を築くことへの不安はなかった？

兄　結婚の時はなかったけど、子供がもしできるとなると変わるかな。でも根本的に楽観的な性格で、やってみないとわからんだろうくらいの気持ちで突っ込むことはできる。今は突っ込んでる状態なんだけど。むしろそれは大学生の時に悩んだな、俺は。二十代後半に誰かと付き合ったら結婚になるわけじゃん、日本の慣習に従えば。俺なんかが結婚していいんだろうか、と。俺若干ＡＳＤぽいし、すげぇ言っちゃうかもしれないし。実際あったよ、付き合ってる人にガーって言っちゃって止まんないみたいな。本当に終わってるなってすごい反省してた。大学生の時毎日反省会してた。今日のこの言葉はよくなかった、みたいな。そういう細かい反省を三六五日毎日やってきた結果が今これだと思ってて。だから対人関係は自分の元々の能力なのかテクニックなのかわからないレベルで円滑にできる術を身に付けたから。でも塔子みたいな方向にはいかない。自分のせいで家族が壊れたみたいな感情がそもそもないから、幸いにも。

（自分のせいで家族が壊れたみたいな感情がそもそもない……か。そりゃそうか、兄は家にいなかったんだもん）

兄　自罰感情って自己肯定感（のなさ）と少し違うの？

私　んー。まあちょっと違うけど。自罰感情に関してはさっき言った通りで。あたしが必死に細い糸で家庭を繋ぎ止めていたのにそれをワッて離しちゃった感覚があって。
自己肯定感に関しては、ママに悪口言われてた時期がちょうど思春期だったし、自分の半分が父親でできてるわけじゃん。それをめちゃくちゃに言われるからさ。だからママはあたしのことすごい嫌いだと思ってたし。愛されてないどころか、あたしの存在っていうのが本当に嫌なものとして思われてるって感じてたから。自分に生きてる価値がないっていうのはそこで染み付いた感覚かな。

兄　でもさ、自己肯定感ってマイナスかプラスかというふうに単純に測れるものじゃないって気がしてさ。自分の肯定できる部分はどっかにあったりしないの？

私　それはあるよ。東大に入ったっていうのも、仕事貰えてるっていうのもプラスだけど、どんなにいいことがあっても、自分は無価値だっていうのは両立してずっとある感じかな。

兄　なるほど。それって齋藤くんといると和らぐ？

私　それは関係ないかな。

兄　あ、関係ないんだ。なんか人といるとさ、その人が愛してくれるでも話を聞いてくれるでもご飯を作ってくれるでもいいんだけど、それって自分のためにしてくれてる側面があってさ、それって少なくともその人は肯定してくれてるわけじゃん。俺の場合、それによって自己への認識が少し変わるかな、人と関わることで。

私　あぁ、なるほどね。うーん。プラスになるっていうよりかは、齋藤がいて、かろうじて生きてるって感じかな。

兄　あぁ。よかったね、齋藤くんがいて。自己肯定感、自罰感情も含めてここ数年でベターになった？

私　うーん。変わんないかなぁ。

兄　うーん。塔子の話を聞いてると、やっぱ家族なる概念が頭の中で大きな邪魔をしているような気がして。基本人はさ、自分のことは大事で他人のことはどうでもいいっていうのがデフォルトだと俺は思うんだけど。塔子は他人の責任でやるべきことについて自分で責任を感じたりとか、少し他人の領域に侵食してるような気がするんだけど。

人との境界線を越えるな

私 どういうこと?

兄 例えば家族のことを細い糸で繋いでいたって言ってたけど、それ塔子が繋いでおく必要全くなくね? まず父親個人と母親個人があって、次に夫婦の関係があって。で、ちょっと子供の手には負えない部分は知ったこっちゃねぇ、みたいな発想にはならないのかな、みたいな。

私 ならなかったねぇ。そうなんだよね。それは(入院している時の)看護師さんにも言われた。そう、齋藤との関係もさ、二人の問題なのに「私が」壊すんじゃないか、とか思っちゃうから。そこは二人で擦り合わせることなんだよ、みたいなふうに言われるんだけど。まぁそっかって最近は思うようになったけど。それまではあたしのせいで全部が壊れるんじゃないかって思ってた。そういう他人の責任を、確かに、何て言うんだろう。

兄 背負い込む、かぶる?

私 そう、かぶるところはあるかもしんない。

兄 他者との境界が曖昧だと感じたことはある?

私　……。

兄　まず線を引いたことがないかもしれないけど。

私　あんまりその感覚がわかんないかな。

兄　俺はかなり結構しっかり線引きをするようにしてるんだけど。ここからはもうjust an ideaなんだけど、そこの整理できるようになるだけでも。もしかしたら特に親との関係は一ミリくらいはよくなるのかなって。やっぱ家族だから、親だから、っていうのは空想の産物だと思ってて。一方で俺も「愛」とか言ってるから何だって感じかもしれないけど。大前提としてコントロールできない他者だから、っていうのを前提として関わりを考える、みたいな。

私　それはいつからそう考えるようになったの？

兄　大学生くらいの時かな。生活で感じたことを一つ一つ紐解いていった。例えばだよ？日常会話で、「料理を作ってほしい」とお願いするとすんじゃん。それって何の前提もなしに「料理を作ってほしい」っていうことは多分境界を越えてて。まず俺の飯じゃん。俺が自分の栄養素になるための飯を人に作ってほしいというのはまず境界を越えているんだとまず解釈する。その前提に立つと、何か共通の利害、どっちもお腹が空いているとか、××（兄の妻）に作ってもらったほうが早くできるとか、そういう共通の利害をもってしてやってもらうならともかく。自分の食欲のために頼むのは違う、とか。そういう感じで、自己の領域なのか他者の領域なのかについて、一つ一つの言動に対して整理した。

　そうこうしてるうちに、会話をしていても感覚が磨かれてきて。そこは自分には絶対コントロールできなくて、その本人にやってもらうしかない。あるいは、これは他者の領域だけど、自分が一定の働きかけをすると物事が好転するとか。一歩引いて、そうやって他者との関係をメタ認知みたいな感じでできるようになってきたというか。ちょっと抽象的すぎて伝わんないかもしれないけど。そういう視点を日常生活に取り込んだ。

私 なるほどね。そういう意味で言ったらあたし、境界を全然引けてないね。まあそう考えると、親とのあいだにも齋藤とのあいだにも境界はないわ。

兄 ふふふ。

私 なんなら患者さんとも溶け合ってる感じかな。

兄 それいいの？（笑）

私 よくないね。だから疲れるんだろうね。まあでも看護師って、ちょっとそういうところはあるっちゃあるから、まあ境界は実線じゃなくて、点線くらいでいいと思うんだけど。

兄 点線を引くか、仕事モードとそれ以外を分けるか、とかやりようはありそうじゃね？

私 そうねえ……。

兄 ママもないんだよ、境界が、たぶん。すごい気にしてるもん、父のこと。あんなメッタクソに言いながら、すんごい一挙手一投足すげぇ気になってる。わかんない？ この感覚。昔から。

私 うーん。

兄 例えば、「お酒を飲みすぎだよ！ アル中だよ！」ってママが父に言うのは俺は境界を越えていると思っていて。簡単な話じゃん、健康を損ねるのは本人だからさ。「以上、私は知りません」って思ったらもう少しママも楽になるだろうし、父にとっても言われないからいいじゃん。……まっ、そういう考え方も one of them に過ぎないから吟味してほしいけど。これも今、線を踏んだくらいかもしれないけど（笑）。

（うーん、でもさ、相手との関係が濃いほど、特に家族なんかは境界を引こうと思ったってどうしても引けなかったりするもんじゃないかな。兄は、自分の妻が同じ状況にあっても「健康を損ねるのは本人だから」って言って放っておけるのかな）

褒められたことがなかった兄

兄 あんまり時間残ってないけど、当初の目的に立ち返って、話しておこうっていうテーマはある？

私 今家のことですごい引っかかるな、とか引きずっていることはある？

兄 現時点の認識の話のことを言ってるんだよね。

私 うん。

兄 昨日も言ったように、俺にとって非常に大事な一〇年をあのピリついた空気のせいで失った。だけどそこで俺は自分の力でどうしようもできなかったはずだし、それは明確に親のせいだと思ってる。そういう損失があった、少なくともあの家庭が穏やかで平和だったらかなり有意義な一〇年間になったんだろうなと思ってる。一三から二三歳くらいまで。自己肯定感とかも皆無だったから、すぐこころ折れるし、飲み会のたびに俺泣いてて、大学の時。号泣したりしてて。

私　なんで？

兄　もうつらい、と。俺なんかもういなくていい、無価値だ、死んでしまいたい、くらいの感じでもう悲しくて悲しくて。お酒入ると理性のたがが外れるから、こころの奥の悲しみが吹き出してしまって。結構泣いてたね。

私　その「無価値だ」はどこから来てるの？

兄　何かを言われたということよりも、価値があると言われたことがなかったからかもしれないな。俺褒められた記憶ないからね、親に。

私　そうだね。

兄　××（中学受験の塾）から帰って「算数の問題全部合ってた！」ってママに報告したら、「そんなわけないじゃーん！」って言われて俺はすごいショックで。あぁ俺褒めてもらえないんだってその時気づいちゃって。で、中学入ってからも「現代文一位だった」とか言ったら「えー？　それほんとなの？」みたいに疑ってる感じだったりとか。だんだんこころが折れてきて。俺すごくないんだというか、これでも褒められないんだからもっと成果を出さなきゃいけないいんだと思って。

でもそんなん無理じゃん。大学落ちて浪人始まった時には「俺は完全なダメな人間なんだ」って思った。勉強以外でもいいんだけど、親に自分の価値あるところを適切に褒めてもらったりして、自分を認められてたらだいぶ生きやすかったんだろうなって。それは親がしてくれなかったから。

私　その一〇年の影響は取り戻した？

兄　機会損失っていうのがあるから、当時得られなかったものは得られなかった。たくさん体験できたはずのものができなかったというのは事実としてあるんだけど、それが今何かマイナスのものを生んでるかというと、今は一〇〇パーセント受け容れてるから……。いや、時々あるよ、ちょっと虚しくなるというか……っていうのはあるけど、現時点では今ここに集中できてるから、今この一瞬一瞬は充実しており、それ以外のこと考えずともよくて、かついろんなことがあったけどすべて糧となって今の自分に繋がってるんだな、と認識してるから。悟りだよね、一種の。

（いろんなことがあったけどすべて糧となって今の自分に繋がってる……か。あんなに苦しかった日々が「糧」になり得るんだろうか）

私　あたしはなんでこんな引きずってるんだろうな。

兄　引きずってるというより、キャパ超えしてるんじゃない？ 背負い込んで。まあ間違いなく塔子のほうが家に長い時間居たというのはあると思うし、やっぱ負った傷の深さは違うと思うよ、まずね。

私　そっかぁ。でもママの話からはさ、兄のほうがいろいろ否定されて大変だったんだろうって思ってたんだ。兄は褒められたことがないっていう「ゼロ」だけど、あたしは「マイナス」を受けてたってことかな。

兄　それは一つあると思うよ。

親にはピュアな愛がなかったのか

私　また話違うんだけど、父ってさ、子供にどういう感情を持ってたと思う？

兄　それめっちゃ面白い問いだね。父は対人関係の構築の仕方が独特だからなぁ。子供を自分の目標とか欲望の達成手段に使ったんじゃないかっていう仮説があって。どうしてそう思ったかって言うと、中学受験終わった時に（父が）目標を失った感じがしたって話があったじゃん。やっぱり中学受験っていうのが子供が幸せになるための中学受験っていうよりかは、自分の教える力の発現、それが成果として出るっていう、そういうところはあったのかな、と思ってるけど。どう思う？

私　あたしは兄が勉強のことで怒られてるのが本当に怖くて、それで自分は強迫観念みたいに勉強してたから。そういう意味でうまく父の機嫌を取れてたっていうのがあって。あたしが勉強面で問題なかったから、そこで自分の娘として満足してたのかなって。ピュアな愛情っていうよりかは、ある意味自分のコピーみたいな存在ができたことに満足してるみたいな感じなのかなって思ってる。

兄　同意します。たぶん父の子供に対する思いは二種類あると思ってて、一つは今言ってくれたみたいに自分のコピーとしての子供。子供の成果は自分の成果でもあると。もう一つは支配欲みたいなのを伴った愛だったと思っていて。父の中では愛してるが故に「こうなったほうが良い」っていうのが強すぎて、まさに境界を超えた形で「こうなりなさい、こうなんないと絶対ダメだよ」っていう押しつけを俺らはされていた。その二種類のバランスは兄妹で少し違ったと思うんだけど、ピュアな愛が全くなかったかっていうとちょっとあると俺は思ってるけど。

私　あたしは大学入ってしばらくして××（病院名）に入院した時くらいから，父がピュアな愛情をくれるようになったと思ってる。

兄　それいつだっけ？

私　二〇二〇年くらいかな。

兄　俺がピュアなのが増えてきたなって思ったのは二〇一八年だわ。俺も入院した時期あったの覚えてる？　二回入院したんだけど，その時にお見舞いに来てくれて「大丈夫か，無理すんじゃないぞ」と。俺泣きそうになっちゃってさ。そう，あれはピュアな愛を感じたな。そんくらいから徐々に関係はよくなりだしたと思ってる。喋ってはないけど。ピュアな愛が欲しいな，ママからも。

私　そうだね。

兄　まあ過去は過去なんだけど，でも塔子がどういう認識でどう感じてきたかの一端は知れたような気がする。まあこれからだよね，まだ（両親は）五十代でしょ？　あと人生三十年はあるでしょ。一見バラバラになったように見えるけど，いいきっかけではないかと俺は思ってるけどね。まあ父と散歩ぐらい行きたいんだけど，恥ずかしくて誘えないんだよね。長年喋ってなさすぎてドギマギしちゃうんだよね。××（兄の妻）と三人でご飯食べようって話は出てるんだけど進んでない。

私　普通に喜ぶんじゃない？

兄　俺もそんな気がする。

自分に子供ができたら

私　さっき「子供ができたら不安」って言ってたけど、どうして？

兄　やっぱ過干渉にならないように気をつけなきゃなと思って。子供は欲しい？

私　これもエゴだから怖いんだけど、子供ができたら子供は大事にできるだろうなって感覚はなんとなく。

兄　なるほど……。子供を大事にするってなんなんだろうな。

私　うーん。わかんないけどね。

兄　でもまぁ、その時に「あれはいい学びだった」って思えるといいね。

（あれはいい学びだった……か）

15 最終話——強者の論理

兄の話を聞いてから、この衝撃を忘れないうちに、と帰りの新幹線で夢中で録音を聞いて文字起こししていたら一瞬で東京駅に着いた。

次の日、日曜日の朝。衝撃というよりショックに打ちのめされていて、職場の上司に「とても具合が悪くて今日出勤できるかわかりません」と連絡を入れた。結局仕事には無理やり行った。

月曜日、私は本来なら最終稿にしようと思っていたカウンセリングと通院の日々を綴った原稿（第13章）を編集者さんに送ってしまった。でもその話は最終稿になり得ないと思った。

火曜日、通院日。私はまだ打ちのめされていて、処方薬をお酒で過量服薬した状態で診察に行き、「自分は最低な人間であり殺されるべき存在だ」という趣旨を書いた診察ノートを見せた。主治医はその場で私を医療保護入院にした。

今日で入院六日目。だんだんショックからは冷めてきて、パートナーに差し入れてもらった宮坂道夫の『弱さの倫理学』（医学書院）を読み終えたところだ。未だに私は隔離されていて、カバーのついていない枕とマットレスと薄っぺらな掛け布団だけの保護室に、ノートパソコンの持ち込みを許可してもらってこれを書き始めた。

違いすぎる父像

私は、父のことも母のことも、そして自分自身のことも、正体不明の全くわけのわからない存在として感じるようになった。自分の記憶があって、母の話を聞いて、それから兄の話を聞いたが、家族皆が見てきた世界が違いすぎて、芥川龍之介の『藪の中』状態になってしまったのだ。

まず、兄の持っていた父像は、私の持っていた父像を大きく揺るがせた。

私は今まで、父のことを母と兄を虐げてきたという点で悪人だと思っていたし、母の話を改めて聞いて、「母をことごとく傷つけてきた父」としてその印象は強化されていた。ところが兄の話すところによれば、私が父のことを最も怖いと感じていた兄の中学受験の頃の話は、兄にとって「致命的なものでもなんでもなかった」し、さんざん兄を虐げてきたはずの父は、兄にとって「厳しい父親の範疇」だったのだ。

私は父が精神的不調をきたし始めた頃、父に対する悪人像は、ある程度母親からの刷り込みであることに気づいたからこそ、父と挨拶やメールくらいは交わすようになっていた。しかし当時はそれでも兄にとっては父は極悪人で、父と兄は絶縁状態にあると思っていたし、母からは「兄が××(父の意にそぐわない大学)に進学してから、父は兄を徹底的に無視している」と聞いていたのでなおさらそう思っていた。

兄の持っている父像を聞いて、私はまだ母による「父は極悪人だ」という洗脳から抜け切れていなかったのかもしれないと思いつつも、本当にあの父が「厳しい父親」の範疇に入るのか、疑問も残る。兄は中学受験時代の父を苦に思っていなかったと言ったけれど、私に対して刃を向けてきたのは確か同時期であり、兄が暴力的になるまでストレスを溜めていたことを、兄は記憶から抹消しているのかもしれないからだ。

どこからがDVや虐待だという明確な線引きはできるものではなくスペクトラムなのはわかっていても、こうも見方が違うと私は父をどう見たらよいのかわからなくなる。なぜなら、私独自の父像というのは、襖越しに聞こえる物音と怒鳴り声、母からの悪口で成り立っており、父との交流は長いこと絶えていたので、父は実像ではなく虚像なのだから。

遠い過去、私を図書館に連れて行ってくれていた父の、私に対する思いが現在もずっと変わらないものだったとしたならば、私はすでに書いた父についての原稿をひっくり返したくなる。それでも、母にとってはこうだった、兄にとってはこうだった、というそれぞれ異なる話はどちらが嘘ということでもなく、両方とも現実だったのだ。

母の弱さに対する認識の違い

兄は母のことをしきりに「弱い」と言っていたけれど、私の言う母の弱さと兄の言う母の弱さは違うものだった。私が思っている「弱い」は、母が病気であったり、年老いていったりすることによる「ケアが必要な対象」としての弱さだ。

兄の話の中では（私が兄に迎合しすぎた部分はあるが）、母の弱さとは「夫に対抗できなかったこと」なのであった。確かに、私たち兄妹からしたら、もっと父から守ってほしかったし、自分で自分の感情を留める冷静さも欲しかったし、状況を変えようと努力してほしかった。しかしやはり私が母だったとしたら、対人関係を制限され子供としかほぼ過ごしていない日々の中で、父親から受ける恐怖はどこにも吐き出せなかったし、恐怖のあまり逃げることもできなかったし、そもそも情報が制限されていて事態のおかしさに気づくのにやはり時間を要しただろう。

仮に父が「厳しい夫」の範疇だったとして、そもそもその厳しさは必要だったのか、厳しいことは正しいことなのか、それは愛情の中に含まれる厳しさだったのか。

よくわからない。でもやはり、母がものすごく強い人間だったならば、私たち兄妹が一〇年余りをどん底の中で過ごすことはなかったのだし、「弁護士」という第三者が母の所業を見て弱さだと言ってしまうのならば、それは弱さなのかもしれない。

私の被害妄想だったの？

今はこうして文章に冷静に書くことができるけれど、上記のようなことをぐるぐると考えていた入院前はとにかく混乱状態だった。父がもし悪くない人間だったとして、母の弱さが家の状況の原因だったとしたら。同じ空気を吸った兄が、今も精神科に通っているとはいえ、かなりの健康体で、きちんと会社勤めをしているのに比べ、病気の沼に浸かり入退院を繰り返しロクに働けていない私は何なのか。私の病気は病気ではなく被害妄想によって自分で作り上げた仮病なのかもしれない。

〝兄と話してきてやっぱり自分の病気は甘えなんだ、私だけ被害妄想ふくらませて勝手に病んでロクに働けもせず甘ったれてる最低な人間で、私の記憶が正しいかどうかもわからないし、もう何が正しいのか　少なくとも私はとにかく最低な生きてる価値のない人間なんだと思いました。私は母の弱さと父の悪さの掛け合わせてできた人間だと感じます。もう生きてることに耐えられないし、母のことも父のことも正体不明、何が正しいのかわからない、意味がわからない。心底自分って言葉で言い表せないほど害悪な殺されるべき存在なんだと思い知りました。私は極悪人です。最低な存在です。心底死にたい〟

（診察ノートより）

私がこの本の原稿で家族のことを悪く言っていることも、「複雑性ＰＴＳＤ」という病名に甘えていることも含めて、私は他責から被害妄想を作り出し、自分で自分の人生の責任を取ろうとしない最低な人間だと思ってしまったのだ。

今はこう思う。両親のこと

隔離されている一週間のあいだにいろいろと考えた。

読み終えた『弱さの倫理学』では、兄が指摘していたような両親の複雑な二者関係が見事に表現されていた。母も父も、それぞれに弱い存在であった。母は経済力がなかったし、父はおそらく自分の好きな仕事以外の一切ができなかった。互いに依存しないと生きられなかったと同時に、互いを手段化もしていた。母は父を「生活費の手段」にし、父は母を「生活の手段」にした。互いにどんなに忌み嫌っていようが、この依存と手段化の二者関係から抜け出せなかったから、地獄のような家庭が二〇年余り続いた。

ただ、経済力があり男性であるという点で相対的に強い側の人間だった父には、弱い側の人間の母のことを「過度に手段化しない」義務があったはずなのに、履行しなかったという点では父は悪かった。母の弱さについて論じることは、ＤＶ被害にあった人の二次加害になり得るから慎重にならなくてはならない。

確実に言えることは、子供は「父から逃げてほしい」と思っていた、ということである。どれだけ怖くても生き方がわからなくても、子供や自分を守るために被害を相談窓口に訴えて逃げた人というのはものすごい強さを持った人なのだ、と改めて思う。

マチズモ、そして境界線の引き方について

兄と話した時は、兄のほうが私より「客観的」で「正しい」見方をしているような気がしていたが、文字起こしを読み返すたびに生じる若干の不快感というのも同時にあった。その不快感の正体というのは、「母を怒鳴りつけてやった」などの表現にみられるような、自分の強さを行使しながらもそれに無自覚であると同時に、自分の主張の正しさを疑わないマチズモ的な姿勢だと気づいた。

兄は「他者と境界線を引くこと」を重視し、「依存」「甘え」でできた夫婦関係を悪の根源だと捉え、「自立」を促していた。しかし、他者と境界線を引き、依存や甘え抜きに接することはどれほど重要なのだろうか。

私は他者と溶け合ってしまうことが多い。それは喜びであることもあれば、重荷であることもある。私の原家族のようにならないためには境界線を意識するのは大切だと思う。けれど、時に境界を侵犯し合ってしまうのが人間関係の本質であり、それによって、深い慈しみも深い憎しみもガラガラポンで出てくるような気がするのだ。だからやはり境界線を引くならば実線ではなく点線でよい、と私は思う。

また、「自立とは依存先を増やすこと」と依存症臨床や当事者研究の文脈で言われるように、私も自立はさまざまな依存の上で成り立つことであると思っている。兄が「寂しいとかつらいことも、まずはいったん自分で背負おう」と言い、「自分でまず解決を試みるのと、最初から人に頼るのは違う」と指摘していたが、私はこの意見に賛同しきれない。「いったん自分で背負う」ことのできるつらいこと

と、できないつらいことがあると思うからだ。だから、最初から複数の対象（ただし、その中には自分も含める）につらさを投げ入れてしまってもよいのではないかと思う。

ただ、母はつらさをおそらく私にだけ投げ入れてしまった。確かにもう少し自分で背負う部分があってもよかったのかもしれないが、それにしても母と子供の私で背負うには重すぎるつらさだったと思う。あの閉ざされ支配された空間の中で、母と私以外に誰が、もしくは何が、依存先たり得ただろうか。やはり答えは出ない。

内なる敵

周囲が私の心理的負担を心配して、当初私は母方の弁護士からの聴取を受けない予定だったが、兄の話を聞いて、兄と弁護士（男性である）がマチズモのスクラムを組んでいるような気がして、それは解消しなければならないと思って自ら話したいと弁護士に申し出た。私の病気がこの出来事のせいだと特定できるわけではないし、母と父のあいだでは中立でいたいと思うけれど、母が感じていた恐怖やDVからの「逃げられなさ」は、はっきりと全員が認めるべきだと思ったからだ。

『弱さの倫理学』の中から孫引きになるが、気にかかった文章があった。

最初は害をなすものをやっつけようとしましたが、そうするうちに、己の探求の対象である真理は自分自身の外にではなく、内にあることを学んだのです。それ故に彼は暴力に訴えれば訴えるほど、ますます真理から遠ざかってゆくのです。なぜなら、外なる仮想の敵と戦っているときは、内なる敵を忘却していたからです。

（ガンディー『獄中からの手紙』森本道雄訳、岩波書店、2010年、17頁）

「害をなすもの」は、「親」だったかもしれないし、「病気」だったかもしれない。それらを対象とみなして戦っているうちに、戦争は混戦に陥ってしまった。

隔離から開放され、明るい日の差すベッドの上で、さっきもお馴染みの看護師さんに言われた。「楽しいこと考えなさいよ」「スキー行きたい」「スキー行くなら北海道に限るね。北海道行って、美味しい海鮮丼でも食べな。今日はその計画を立てるのが宿題」。

私の内なる敵は、自分を幸せにすることを妨げようとする自分なのかもしれない。自分では、幸せになりたいのか、それをどうしても許したくないのかよくわからないでいる。でも本当ならこんな原稿はさっさと放り投げて、やはり幸せにならなくてはいけないのだと思う。それでもやはり明日になったら死ぬのかもしれないけれど。

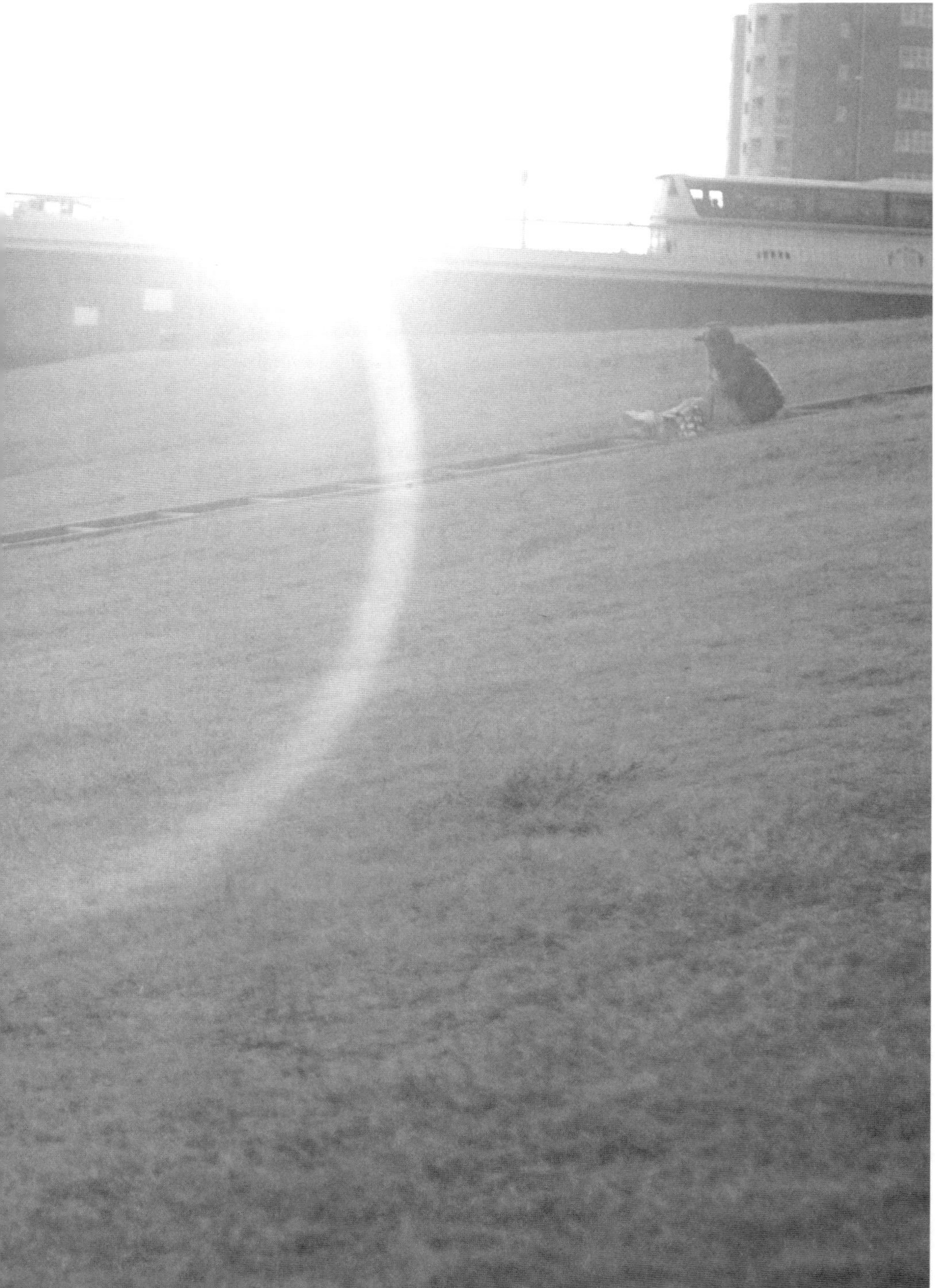

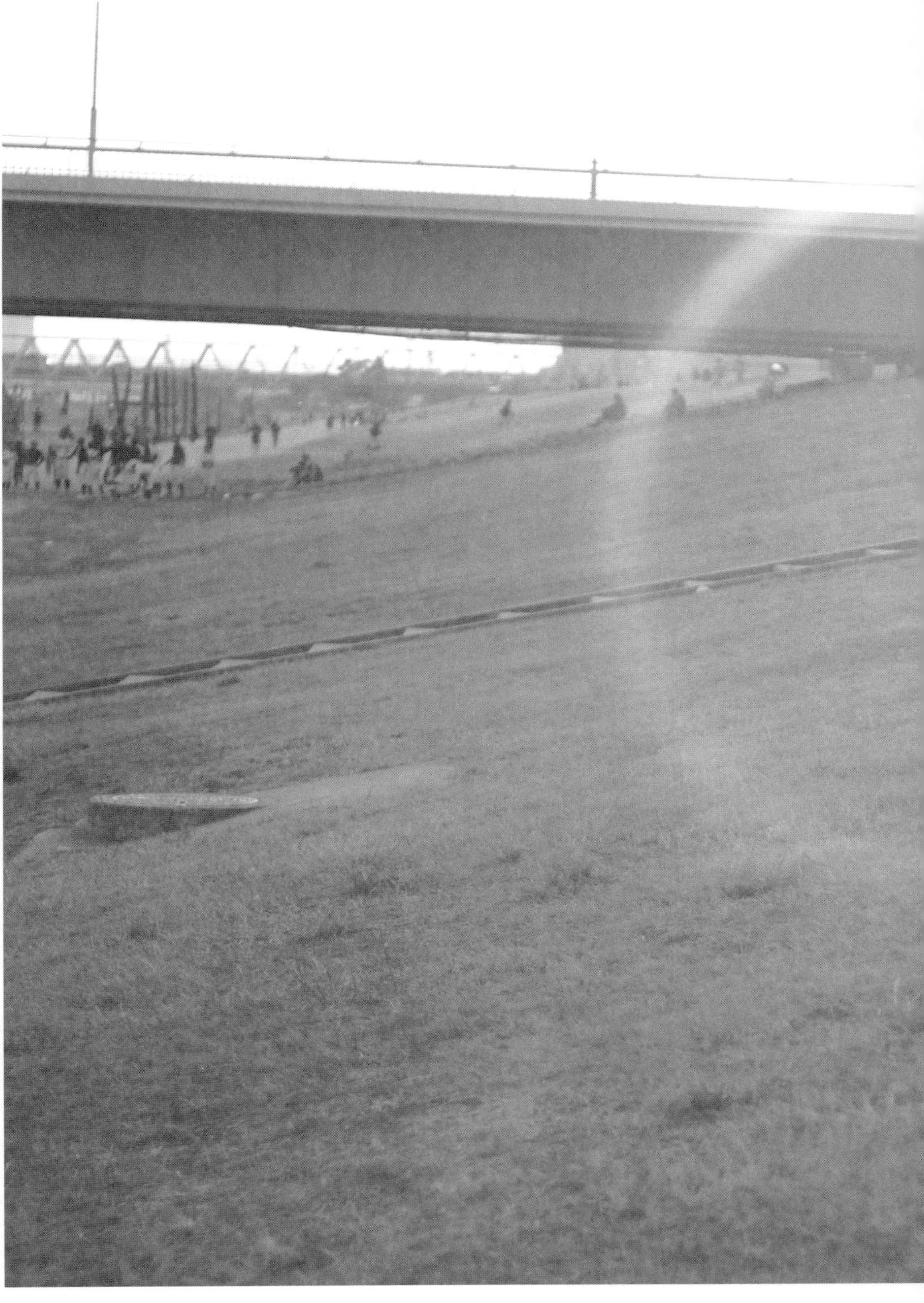

おわりに

最後の章を書き上げた後、さらに事態は動いた。

私は、母の弁護士に証言を求められ、「父のしたことはＤＶだと思います」とハッキリと告げた。両親の中立を保つ兄の証言だけではなかなか事態が動かなかった裁判が、私が証言した直後に母に軍配が上がった。母から「塔子のおかげで私は救われた♡」というテンションの上がった連絡が届いた。私は母にも深く傷つけられてきたのに、母の全面的な味方のようになってしまった。

母の味方をして父を悪く言ったことを知った父に、私はこの先二度と顔向けできないと思った。父は私に対して激怒しているだろう。幼い頃の微かな父との楽しい思い出を想うと、もう二度と父と会えないであろうことが切なくて複雑だった。


次の日、あまりの体調の悪さに急遽仕事を休んでずっと寝ていた私は次のような夢を見た。

毎月母に払われるはずの婚姻費用が、初月から支払われない。母と弁護士と私が、父の住むマンションまでお金を取り立てに行った。「あぁ、自殺ですね」。弁護士はサラリと言った。目の前には、飛び降り自殺した後の父の遺体があった。それを見た私は「私が父を殺したんだー!!」と絶叫した。私はどんな映画やドラマでも聞いたことのないような激しい嗚咽をしながら何度も何度も地面に頭を打ち付けた。胸が苦しくて苦しくて、嗚咽のために呼吸ができなかった。自分の泣き声で私は目を覚ました。

起きてからも涙は溢れて止まらない。父に対して罪を犯してしまったことが、どうしようもなく悲しくてたまらなかった。冷蔵庫からビールを出して、ごくごくと大量の抗不安薬と共に飲み干した。どんどんどんどん悲しくなってきて、がらんとした家で一人しゃくり上げながら泣いた。私は、スマホを手に取った。父に謝罪のメールを送ろうと思ったのだ。「本当にごめんなさい。私は父の敵ではありません」。そう書いたけれど、激怒しているはずの父に何も響くわけがないと思うと送信ボタンを押すことができない。ますます激しく涙がこぼれる。

父の声をもう一度聞きたい。その声が私を怒鳴りつける声であったとしても。私は衝動的に、今まで一度もかけたことのない父の携帯電話番号をタップした。

「はい、××です。どちら様ですか?」。ビジネスライクな声が聞こえる。私はしゃくり上げて何も言葉が出てこない。再び「どちら様ですか?」と怪訝な声が聞こえる。「塔子です」

父は動揺したように急に大きな声になって「おー、どうした」と尋ねてきた。まだ夕方、父は仕事の最中だ。

「今時間大丈夫ですか?」。電話越しに複数人の会話が聞こえる。

「会議中だけど大丈夫。どうした」

「本当にごめんなさい。ママから裁判のこと聞きました。私のせいでごめんなさいごめんなさいごめんなさい」

「君のせいじゃないよ。これは私と君のママとの問題だから。君のせいじゃない。大丈夫」

ぶわぁと涙が湧く。

「大丈夫だよ。落ち着いたら齋藤くんとご飯でも行こう」

泣いている私を安心させるように、父が努めて明るく話しているのがわかった。

「ありがとう」。しゃくり上げながら電話を切った。

父は私に怒りを示さなかった。衝撃的だった。年老いた父は大人であり、子と会いたいと願ってくれる父であった。兄が言うように、母にとって「極悪人」だった父は、やはり本当はそんなに悪くなかったのだろうか。

そこからまた一ヶ月が経った。母はさらに仕事を増やし、三つの仕事を掛け持って週七日休みなく働くようになっていた。祝日、母にとってはしばらくぶりの貴重な休みの日、母からその旨の連絡が届いたので、私は母の意を汲んで会うことにした。

母の表情は晴れやかだった。三つ目の新しい仕事は、整形外科のリハビリ助手だ。たくさんのリハビリ用の機械の使い方を覚えるのにいかに苦労しているか、どれほどへまをやらかしてしまっているか、笑いながら話していた。母は、決してへまをやらかした時のことについて「先輩に怒られた」とは言わず、「丁寧に指導してくれる」と語った。私は自分の病棟看護師時代を思い出し、「指導」を「指導」として受け取ることのできる母に強さを見出した。

母は、めきめきと強くなっているように見えた。悪い強さではなく、自分の足でこの先歩いていくことの覚悟を決めた強さだと思った。

私が本を書いていることを知っている母は、「今までさ、健康祈願とか病気平癒とかのお守りしかもらってなかったでしょ」と言いながら、「仕事成就」のお守りをくれた。年老いた母もまた大人であり、子の将来を思いやる母であった。今現在の母が私を純粋に愛していることを疑うのは、もはや野暮だと悟った。

さらにまた一ヶ月後。両親のことが落ち着いたかのように思われたのは束の間だった。今度は父も弁護士をつけて、母を訴えてきた。母と兄と私の「家」というＬＩＮＥグループに、母から「どうか味方になってください」とすがるような連絡が届いた。

母によると、裁判所で母に暴言を吐いた父には、母に対する接近禁止命令が出ているとのこと。ということは、父の母に対するＤＶが公式に認められたのかと思いきや、父は母に「慰謝料」を求めているそうだ。何の慰謝料なのかはわからない。

一周回って、やはり父はモンスターなのかもしれないし、母もまだまだ弱いのかもしれない。

結局「本当」のことは何もわからない。誰がどう悪かったのか。私が苦しんできたものの正体は一体何だったのか。私が現在も苦しんでいることに正当な理由なんてあるのだろうか。十何万文字と言葉を紡いだけれども、中核にあるものは依然として言葉にならないブラックホールのままだ。

「一番の罪人は少しでもつついたら割れるシャボン玉のような感性を持つ私自身で、すべての出来事は私のぶくぶくに膨らんだ被害妄想だったのだ」。自分の原稿を読み直すたびにこの考えに囚われ、激しい自己嫌悪に襲われた。

それでも私は、病院のベッドの上でも、保護室の中でも書き続けた。なぜか。

この本の冒頭の出来事(身体拘束体験)が起きた三年前、私は「判断能力のない病者」として眼差され、徹底的に言葉を封じ込められた。「人としての私」はそこにはいなかった。

身体拘束だけではない。この本に書いた通り、私は幼少期からの一〇年二〇年と、家庭でも学校でも声を失い、言葉にならない真っ暗闇を胸に抱え、耐えに耐えて過ごしてきた。

私は「生き延びた」どころか、そもそも十分に「生きて」こなかったのだ。権力のある大人たちの手で言葉を失わされた状態は、こころを殺されているに等しかった。

だからこそ、言葉を新しく生み出すことは、私の「生き直し」の運動であった。権力に抵抗して「物語を持つ一人の人」として立ち上がろうとする試みであった。そして、それを他者に読んでもらうことで、「私は一人の人間だ」ということを承認してもらいたかった。

それだったら、信頼している主治医や心理士に読んでもらえば済むことじゃないか、と思われるかもしれない。しかし、私のことを「物語を持つ一人の人」として真に認めてほしい相手は、私から言葉を奪ってきた、もしくは奪おうとする人たちなのだ。

私は、この本に正式なタイトルが付くまで、原稿を書き溜めたパソコン上のフォルダを「架け橋本」と名付けていた。橋を架けたいのは、まず私に三週間の身体拘束を命じた医師に。そして実際に拘束具を付けた看護師に。それから精神疾患に無理解だった病棟看護師時代の職場の人達に。彼ら彼女らには二度と会いたくないけれど、それでも大きな溝が横たわる私たちのあいだに、互いに対等な人として出会い直すことのできる機会を与えてくれる橋が必要なのだ。

実際のところ私は、橋を架けることに切実な社会的意義を感じている。私の物語を読んだ人たちには、その架け橋を通じて当事者と出会ってほしいのだ。「固有の物語を持った人」としての当事者と。

精神科では、入院患者への虐待がたびたび起こったり、虐待とまではいかなくとも不適切な隔離拘束が日々行われていたりする。未だに「精神科は動物園だ」と言う医療者や、「精神科の患者なんて怖い。近づかないほうがよい」と思っている一般の人達がいる。リストカットの痕を持つ人や、苦しさ故に人を振り回してしまう人を見ると、「メンヘラだ」と蔑みの目を持って対話を拒むのが世間の常である。そこには自分とはまるで別世界の人、全く理解不能な人としての断絶がある。

その時いくら「精神科の患者に偏見を持たないで」「精神科の患者に人権を」というメッセージを込めて何かを告発したとて、響く人はごくわずかだ。

ではそうした人達の眼差しを変え得るものは何か。どうすれば、自分と同じように、精神科の患者一人一人も物語を持った「人」であることを実感してもらえるだろうか。物語という言い方がピンとこなければ、「その人なりの事情、生きてきた歴史」と言い換えてもいい。

考えに考えた末に、私がたどり着いた結論は、「実在する私」の「実在する物語」を世に届けることだった。他人事としてではなく、自分自身の体験を真摯に真摯に言葉にして。

その結論に立ち、私はこの本を、大きなリスクを伴いながらも実名で出すことを選択した。それによって読む人に、私の実在をより感じてほしいという思いからである。スティグマ性を伴う話ばかりだからこそ、私のような人を受け容れられる社会が訪れることを願って、せめてセルフスティグマを打ち破ろう、という意図もあった。

私が書いたこの物語の生々しさを耐え難く思う人もいるかもしれない。そう。それでよいのだ。一人の人間の物語に触れ、その時々の生々しい皮膚の感覚や感情の機微を我が事のように感じ取り、あなたのこころが震える瞬間がいっときでもあれば、もうあなたは駆動されているからだ、当事者たちに向かって。

✣✣✣✣✣

とはいえ、一度だけ、この出版に対して迷いが生じた時があった。それは、以前、私のこころをテーマに映像作品を作ってくださったアーティストの方から、私が病気も寛解していない状態で、しかも二五歳という若さで書くのは早すぎるのではないかという心配の声をいただいた時だ。

私のことを思って言ってくださる言葉の重さに、私は立ち止まった。

この時私は、自分を見つめて、自分の中にある意図を明確にしていった。そして私はやはり書くことをやめることはできないと思った。理由は左記である。

病気については、私が病気の渦中にあるからこそ、安易に「病者に対する保護」という名の権力下で自分の意思を握り潰されることのないよう、出版する・しないの判断を主体的に行うことに価値があると考えた。また、出版後にこの本に関する否定的な意見を目にすることによって、私の具合が悪くなる可能性についても心配してもらった。しかし、そうして苦しむことの権利と、苦難を乗り越える機会を奪われない権利とが保障されていてほしいと私自身が判断した。

この権利の問題は、すべての当事者に言えると断言できるかはわからない。つらい時に保護される権利、苦しみを避ける権利も同時に存在すると思う。ただ、私は「判断能力のない病者」として身体拘束を受けた屈辱の原体験に立ち返った。そして、「具合の悪くなった私」「苦しんでいる私」も、「意思を持つ私」と連続性を持った人間であり続けるということこそが事実だと考えた。

✥

問題は、私の若さからくる未熟さである。「二五歳では見えていないこともある。例えば三〇歳になるまで出版を控えて、時間をかけてから判断すればいいんじゃないか？」。そう言ってくれる善意の声にどうこたえるか。

結論はこうだ。

確かに三〇歳の判断力をもって決断したほうが、確実に私自身には利するだろう。しかし、私は身体拘束を受けていたあの一秒一秒の、とてつもない苦しさと孤独を思った。三〇歳になるまでの五年間。一億五七六八万秒。その一秒一秒のあいだに、精神科病院にいる万を優に超えるであろう患者の一人一人が、正当とは言えない強制的な措置によって人権を奪われていく、という事実に私は耐えきれないと思った。

この本を読んでくださった医療者が、「二四時間拘束されている患者さんたちの拘束、少しだけでも時間解除してみようかな」「摂食障害の患者さん、数ヶ月拘束されているけれど、本当は栄養を管から入れる時と入れた後の一時間だけでいいんじゃないかな」「最近落ち着いてきたあの患者さん、抑制帯を付けるのは全身じゃなくて胴だけでいいと提案してみようかな」、そう思ってくれたら。

身体拘束だけではなく、家庭内のＤＶや虐待然りである。被害を受けている最中もその後も、刻一刻と蝕まれていく心身を、一秒でも早く手当てする必要がある。一秒の遅れが人生を大きく損なうかもしれない。命にも関わるかもしれない。一秒でも早い手当てのために、この本を読んでくださった周囲の人達が些細な異変や微かなＳＯＳに敏感になってくれたら。

世界中にごまんといる被害者たちの話をしているのではない。あなたの目の前にいるかもしれないたった一人のたった一秒の話をしている。今この瞬間もこぼれ落ちていくその砂粒たちを黙って見ていることは、こぼれ落ちていく砂粒だった私にはどうしてもできないのだ。

最後に。

この本を読むことがないであろう私のパートナーは、私を幸せにしようと身を尽くしてくれている。パートナーのおかげで「愛してる」がわかるようになってきた。最近になってやっと、「家に帰るとホッとする」という感覚を人生で初めて味わえるようになった。この本の噂を、人づてに耳にすることもあるかもしれないから彼宛に言っておく。「この世で一番大切な人はあなたです」。

また、私の身近で私を支えてくれている多くの人々に感謝を伝えたい。私の入院中に、たった一五分の面会のために病院に見舞いに来てくれる友人達。病棟で共に時間を過ごした仲間達。私を力強く支えてくれる主治医と心理士さん。入院するたびに甘えてしまう病棟看護師さん達。まともに働けない私をこれでもかというくらい受け容れてくださった職場の皆様。

未だに、私は自分で自分を傷つけることをやめることができない。簡単には治らない。胸の上の重石の苦しさはますます行き場を失くした。それでも命の砂時計の最後の一粒が落ちるまで、幸せを生み出す力と、それを受け容れられる強さを手に入れようと、たゆまぬ努力を積み重ねるしかない。

二〇二四年四月　齋藤塔子

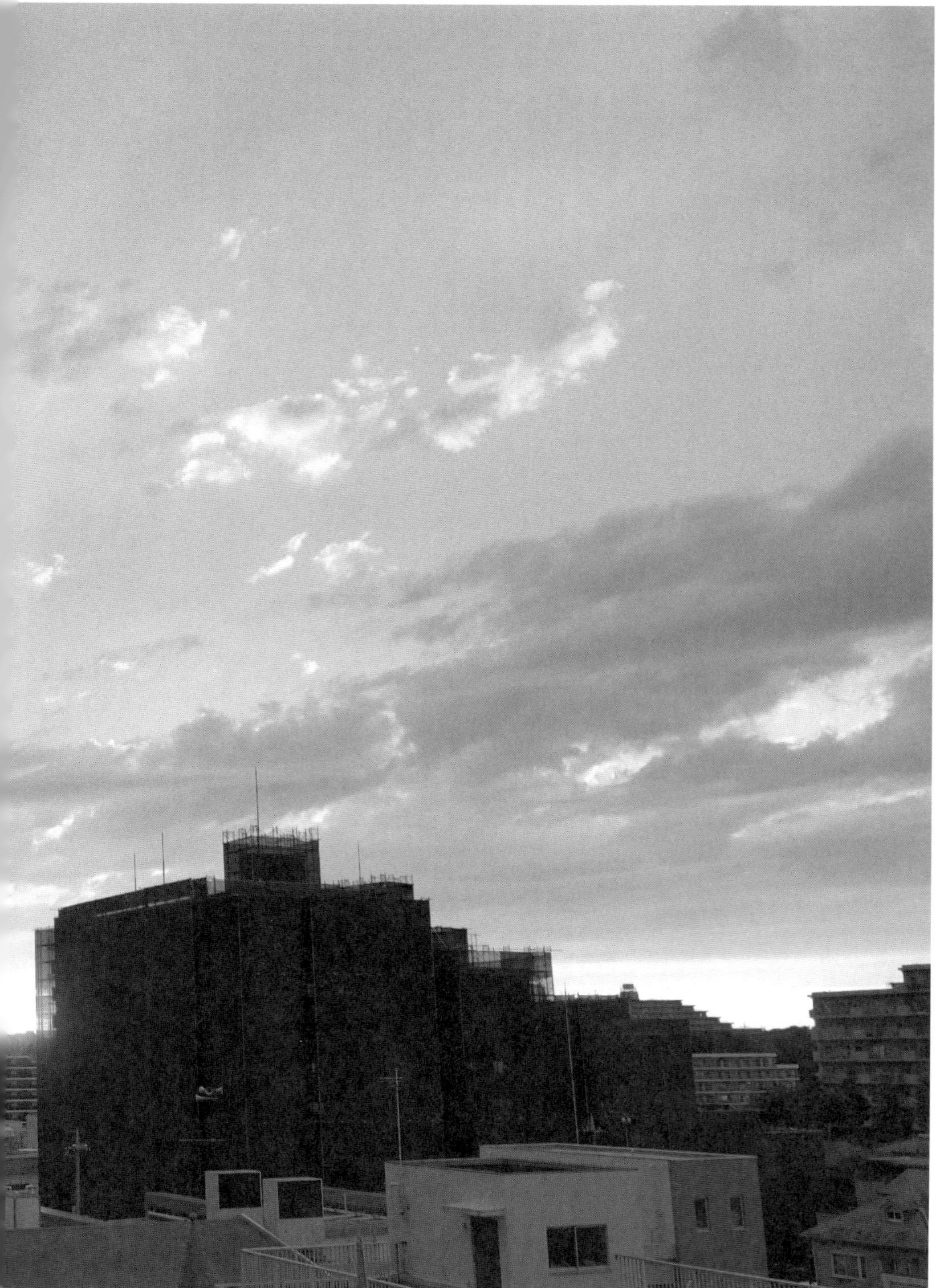

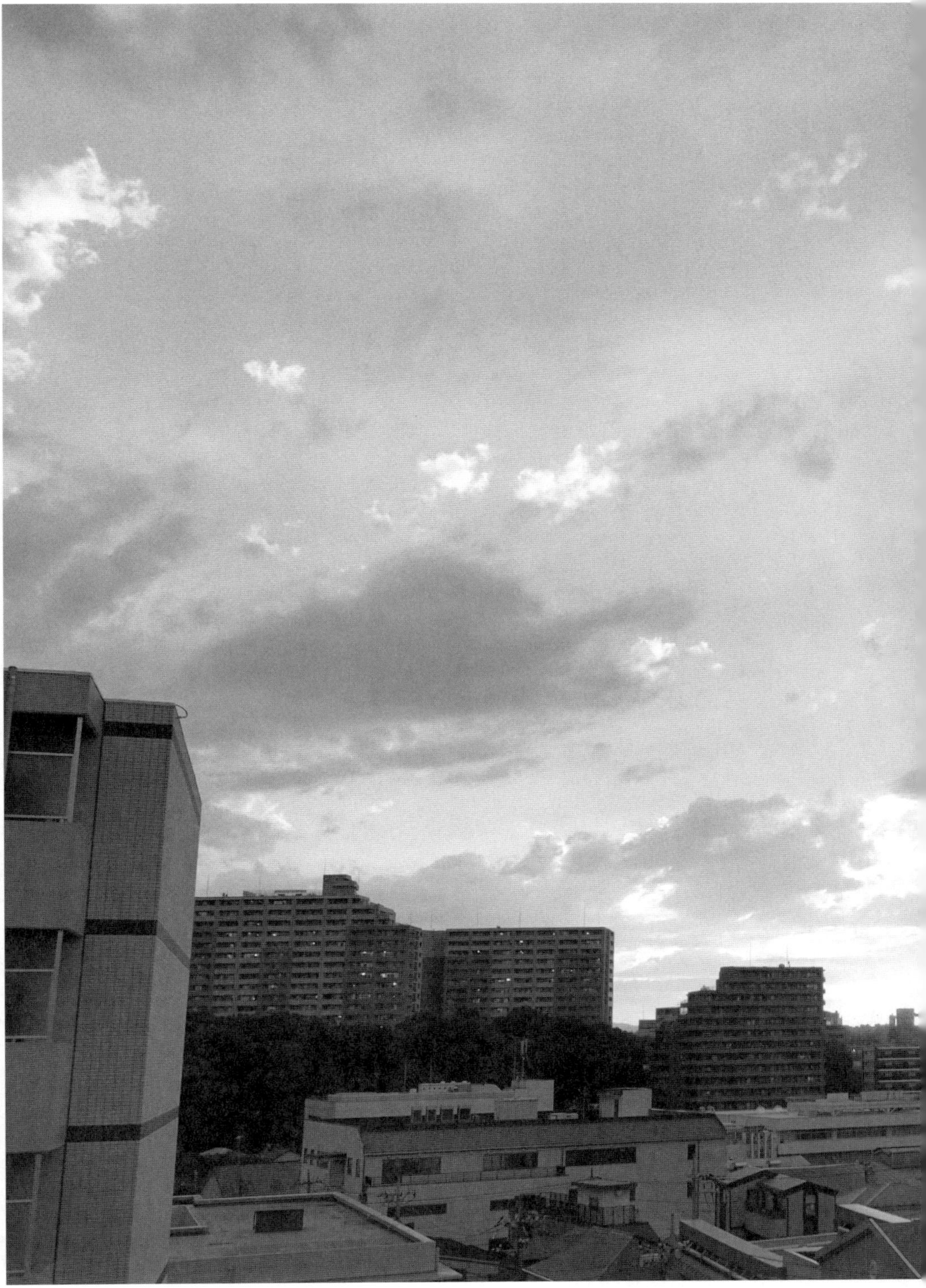

［解説］

命懸けで書かれた自傷の教科書

松本俊彦（国立精神・神経医療研究センター精神保健研究所薬物依存研究部・部長）

今日の精神科医療において自傷はありふれた現象であり、臨床現場においてそれと冷静かつ適切に対峙できないようでは話にならない。しかし現実には、思うように管理できないそうした行為に苛立ち、うんざりし、忌避し、あまつさえ呪詛する医療者は、まだまだ少なくない。

間違いなく本書は自傷に関する教科書の最高峰だ。そのことは、著者の言葉に少し触れるだけでもすぐわかる。

「さっき買ったカミソリを当てる。力を込めて引く。できた傷のキリキリとした痛み、溢れてくる血の赤さ、腕を伝って流れてくる血の温かさ。すべてが、燃えさかって火傷だらけのこころから、意識を体のほうへと引っ張ってくれる」

「オーバードーズは胸をプレス機で潰されるかのようなひどい感情を意識ごと飛ばすのに役立ち、アームカットは切る痛みや流れる血の赤さと温かさによっていっときでも意識の向く方向を自分の感情から体の感覚へとそらすのに役立つ。これらがなければ私はとっくに死んでいた。それほど生きるのはきつかった」

これらの言葉は、いかなる専門家のものよりも正確で、強い説得力がある。

それだけではない。本書は、なぜ彼らが管理に抵抗するのかも教えてくれる。それは、「Self harm が Self care になっている」にもかかわらず、医療者が視野狭窄に陥り、「見かけでわかる行動ばかりに注目して、それを抑え」ることに専心しているからだ。本当に必要なのはそこではない。自傷する人を「自分なりの物語を持った人間として認識」することこそが必要なのだ。

とはいえ、言うは易く行うは難しだ。「何もやらかさないのを見て「最近調子いいね」と言われるたび、世界とのあいだにあるガラスは厚くなる」――著者の深い落胆が見てとれるこの一文に、少しも胸が痛まない医療者など、おそらくどこにもいないだろう。

奇しくも著者の生年は、あの、『卒業式まで死にません』（新潮社、二〇〇四年）の著者にしてカリスマ・リストカッター、南条あやの没年と同じ一九九九年である。それに気づいて評者は驚いた——著者は南条あやの生まれ変わりなのかもしれない。南条あや以降、自傷は精神科医療におけるメジャーな問題として注目されるようになったが、彼女の死から四半世紀を経た今、彼女のことを知る医療者はほとんどいない。加えて、医療者の認識もまたさほど前進していない。依然として、自傷を理解していないか、あるいは、意図的に目を背け、理解することを拒む者ばかりだ。

思えば、南条あやの没年の一年前より、わが国の自殺者総数が一挙に三万人を超え、その高止まり状態が一四年間続いた。その間、二〇〇六年には自殺対策基本法が制定され、国や自治体挙げての自殺対策が展開され、現在、自殺者総数は一九九八年における急増前の水準まで減少はしている。しかし、年代別に見れば、子どもの自殺はむしろ増加しており、医療者の多くは、故意に自らの身体を傷つけながらかろうじて延命している人に対しては、相変わらず冷淡なままだ。その意味では、もしも本書における著者の言葉がいささか苛烈で挑戦的、あるいは喧嘩腰と感じられたならば、その責任は私たち自身の牛歩にこそある。

本書に収載されている原稿を書き上げてまもなく、彼女はこの世を去った。その事実ゆえに、彼女に執筆を促し、さらにその文章を書籍化して刊行する者を糾弾する声があるかもしれない。曰く、「彼女はこれを書いたから傷口が広がり、死を早めることになった」と。

しかし、間違いなく彼女は書くことを強く望んでいて、延命のために書く自由を制限されることなど、絶対に受け容れなかったはずだ。なるほど、何年か先、治療によって心の嵐がおさまり、痛みがやわらぎ、傷が瘢痕化してから書く、という選択肢は確かにあり得たかもしれない。しかしその場合、専門家にビンタを喰らわせるような、凄まじい迫力が文章に宿ることはなかっただろう。

本書を読んでいるあいだじゅう、私は何度となく、自分が救えなかった何人もの患者のことを想起し、そのたびに胸に鋭い痛みを感じていた。戦場に掘られた塹壕のような腕の傷を抱えた彼ら／彼女らは、一見、曲芸師のように細い綱の上で微妙にバランスをとりながら、その実、内面ではこんなことを感じ、あるいは、あんなことを考えていたのか――そんなふうに思いを馳せながら、私は本書を読んだ。

残念ながら、私たちには死を介してしか学べない事柄がある。彼女は本書においてこう叫び続けている。行動の逸脱を拘束して管理するのではなく、背景にある物語に耳を傾けよ、と――そんなあたりまえの精神科医療を願って、著者は、「他人事としてではなく、自分自身の体験を真摯に真摯に言葉にし」たのだ。

私たちはこの命懸けの一冊、命懸けの言葉をしっかりと受け止め、現在の同僚と共有し、さらに、未来の同僚たちに伝え続ける必要がある。彼女の命を無駄にしてはならない。

著者紹介

齋藤塔子（さいとう・とうこ）

1999年、東京生まれ。2022年、東京大学医学部健康総合科学科卒業。看護師。

社会的マイノリティのウェルビーイングに関心を持ち、東京大学在学中より重度訪問介護やホームレス支援を行う。大学では精神看護学教室に所属し、依存症の研究を行った。大学卒業後、内科の病棟看護師を経て精神科・児童思春期精神科のクリニックの看護師となる。

享年26。

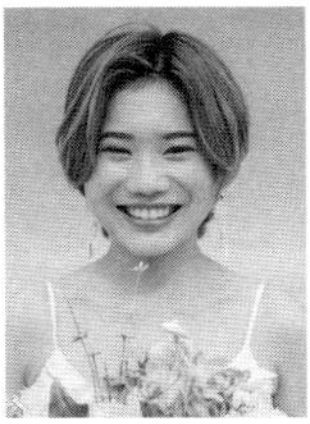

シリーズ ケアをひらく

傷の声 ―― 絡まった糸をほどこうとした人の物語

発行	2024年11月15日 第1版第1刷©
	2025年3月1日 第1版第2刷
著者	齋藤塔子
発行者	株式会社 医学書院
	代表取締役 金原 俊
	〒113-8719 東京都文京区本郷1-28-23
	電話 03-3817-5600（社内案内）
印刷・製本	アイワード

ISBN978-4-260-05782-0

傷の声
テキストデータ引換券

◎本書のテキストデータを提供します。
視覚障害、読字障害、上肢障害などの理由で本書をお読みになれない方には、電子データを提供いたします。

・200円切手
・左のテキストデータ引換券(コピー不可)を同封のうえ、下記までお申し込みください。

[宛先]
〒113-8719 東京都文京区本郷1-28-23
医学書院看護出版部 テキストデータ係

JASRAC 出 2402922-401

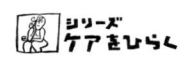

本書出版にあたって

本書の出版を前に著者が逝去されるという事態を受け、弊社では、深い悲しみのなか、本書出版の是非について思い悩み続けました。様々なご意見に耳を傾け、本書が社会に与えるインパクト、専門出版社としてなすべき役割について、時間をかけて慎重に検討を続けてまいりました。

「シリーズ ケアをひらく」では当事者の語りを大事にしてまいりました。本書もまた例外ではなく、当事者にしか書くことのできない貴重な内容を伝えています。

著者は、長期反復的なトラウマ体験から生じる複雑性PTSDをかかえ、大きな苦しみのなか、自傷をすることによって生をつなげてきたことを綴っておられます。著者は、トラウマに向き合うという決意のもとに本書の執筆を開始されましたが、そこには自らの苦しみの源泉を明らかにし、回復を模索しようという未来に向けての意図もありました。

著者には、精神科の患者に向けられている社会の偏見を払拭したいという思いがありました。現代の精神科医療においては、時に患者を「判断能力がない者」とみなし、コミュニケーションを諦め、個別の状況に配慮することなくまずは物理的に制するといった事態が一部に存在しておりますが、そのことの根幹にも、精神疾患患者への偏見があると著者は感じていたからです。

たとえ理解不能であるかに思えても、患者にはそれぞれ背景や事情があって医療者の前に現れているのであり、その背景や事情に思いを馳せれば、患者に対する視線が違ってくるのではないか――。そうした考えに基づき著者が選択した方法が、ご自分のこれまでの人生を真摯に言葉にし、実名で世に届けるという書き方でした。

私たちは、本書が持つ社会的意義に鑑み、夫である齋藤航貴さんとも相談しつつ、このたび出版を決断するに至りました。

本書が、この世を一生懸命に生きた著者の存在が確かにあったことを示す証になるとともに、本書を出版することで、著者の願いが社会に実現する一助になることを強く願っております。

株式会社医学書院

シリーズ ケアをひらく ❶

第73回

毎日出版文化賞受賞!

[企画部門]

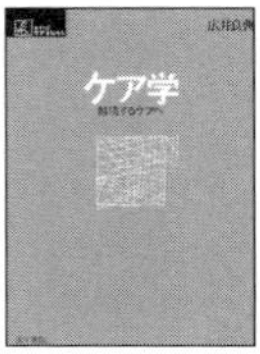

ケア学：越境するケアへ●広井良典●2300円●ケアの多様性を一望する———どの学問分野の窓から見ても、〈ケア〉の姿はいつもそのフレームをはみ出している。医学・看護学・社会福祉学・哲学・宗教学・経済・制度等々のタテワリ性をとことん排して〝越境〞しよう。その跳躍力なしにケアの豊かさはとらえられない。刺激に満ちた論考は、時代を境界線引きからクロスオーバーへと導く。

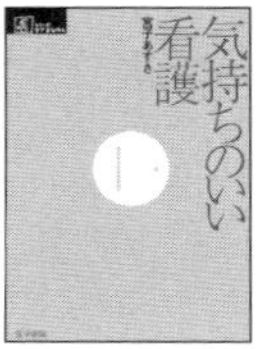

気持ちのいい看護●宮子あずさ●2100円●患者さんが気持ちいいと、看護師も気持ちいい、か?———「これまであえて避けてきた部分に踏み込んで、看護について言語化したい」という著者の意欲作。〈看護を語る〉ブームへの違和感を語り、看護師はなぜ尊大に見えるのかを考察し、専門性志向の底の浅さに思いをめぐらす。夜勤明けの頭で考えた「アケのケア論」!

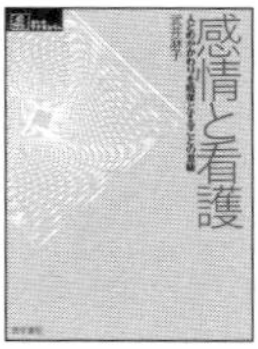

感情と看護：人とのかかわりを職業とすることの意味●武井麻子●2400円●看護師はなぜ疲れるのか———「巻き込まれずに共感せよ」「怒ってはいけない！」「うんざりするな!!」。看護はなにより感情労働だ。どう感じるべきかが強制され、やがて自分の気持ちさえ見えなくなってくる。隠され、貶められ、ないものとされてきた〈感情〉をキーワードに、「看護とは何か」を縦横に論じた記念碑的論考。

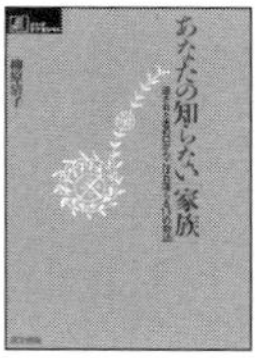

あなたの知らない「家族」：遺された者の口からこぼれ落ちる13の物語●柳原清子●2000円●それはケアだろうか———幼子を亡くした親、夫を亡くした妻、母親を亡くした少女たちは、佇む看護師の前で、やがて「その人」のことを語りはじめる。ためらいがちな口と、傾けられた耳によって紡ぎだされた物語は、語る人を語り、聴く人を語り、誰も知らない家族を語る。

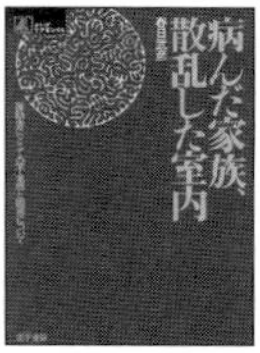

病んだ家族、散乱した室内：援助者にとっての不全感と困惑について●春日武彦●2200円●善意だけでは通用しない——— 一筋縄ではいかない家族の前で、われわれ援助者は何を頼りに仕事をすればいいのか。罪悪感や無力感にとらわれないためには、どんな「覚悟とテクニック」が必要なのか。空疎な建前論や偽善めいた原則論の一切を排し、「ああ、そうだったのか」と腑に落ちる発想に満ちた話題の書。

本シリーズでは、「科学性」「専門性」「主体性」といったことばだけでは語りきれない地点から《ケア》の世界を探ります。

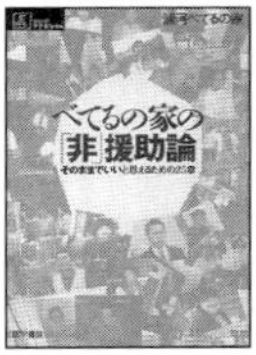

べてるの家の「非」援助論：そのままでいいと思えるための25章●浦河べてるの家●2000円●それで順調！———「幻覚＆妄想大会」「偏見・差別歓迎集会」という珍妙なイベント。「諦めが肝心」「安心してサボれる会社づくり」という脱力系キャッチフレーズ群。それでいて年商1億円、年間見学者2000人。医療福祉領域を超えて圧倒的な注目を浴びる〈べてるの家〉の、右肩下がりの援助論！

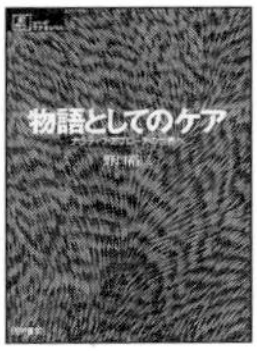

物語としてのケア：ナラティヴ・アプローチの世界へ●野口裕二●2200円●「ナラティヴ」の時代へ———「語り」「物語」を意味するナラティヴ。人文科学領域で衝撃を与えつづけているこの言葉は、ついに臨床の風景さえ一変させた。「精神論 vs. 技術論」「主観主義 vs. 客観主義」「ケア vs. キュア」という二項対立の呪縛を超えて、臨床の物語論的転回はどこまで行くのか。

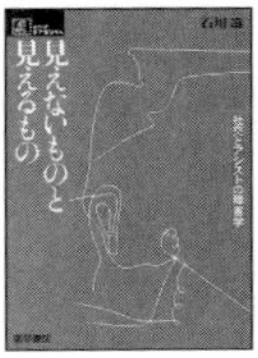

見えないものと見えるもの：社交とアシストの障害学●石川准●2000円●だから障害学はおもしろい———自由と配慮がなければ生きられない。社交とアシストがなければつながらない。社会学者にしてプログラマ、全知にして全盲、強気にして気弱、感情的な合理主義者……〝いつも二つある〟著者が冷静と情熱のあいだで書き下ろした、つながるための障害学。

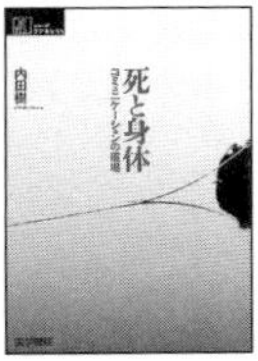

死と身体：コミュニケーションの磁場●内田 樹●2000円●人間は、死んだ者とも語り合うことができる———〈ことば〉の通じない世界にある「死」と「身体」こそが、人をコミュニケーションへと駆り立てる。なんという腑に落ちる逆説！「誰もが感じていて、誰も言わなかったことを、誰にでもわかるように語る」著者の、教科書には絶対に出ていないコミュニケーション論。読んだ後、猫にもあいさつしたくなります。

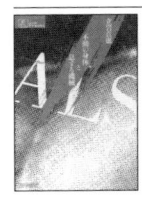

ALS 不動の身体と息する機械●立岩真也●2800円●それでも生きたほうがよい、となぜ言えるのか———ALS当事者の語りを渉猟し、「生きろと言えない生命倫理」の浅薄さを徹底的に暴き出す。人工呼吸器と人がいれば生きることができると言う本。「質のわるい生」に代わるべきは「質のよい生」であって「美しい死」ではない、という当たり前のことに気づく本。

③

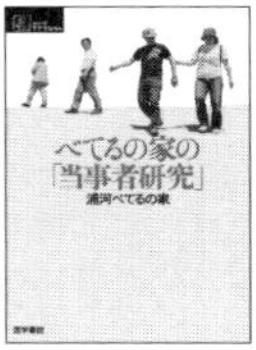

べてるの家の「当事者研究」●浦河べてるの家●2000円●研究？ ワクワクするなあ―――べてるの家で「研究」がはじまった。心の中を見つめたり、反省したり……なんてやつじゃない。どうにもならない自分を、他人事のように考えてみる。仲間と一緒に笑いながら眺めてみる。やればやるほど元気になってくる、不思議な研究。合い言葉は「自分自身で、共に」。そして「無反省でいこう！」

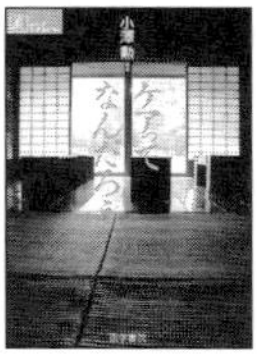

ケアってなんだろう●小澤勲編著●2000円●「技術としてのやさしさ」を探る七人との対話―――「ケアの境界」にいる専門家、作家、若手研究者らが、精神科医・小澤勲氏に「ケアってなんだ？」と迫り聴く。「ほんのいっときでも憩える椅子を差し出す」のがケアだと言い切れる人の《強さとやさしさ》はどこから来るのか―――。感情労働が知的労働に変換されるスリリングな一瞬！

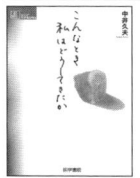

こんなとき私はどうしてきたか●中井久夫●2000円●「希望を失わない」とはどういうことか―――はじめて患者さんと出会ったとき、暴力をふるわれそうになったとき、退院が近づいてきたとき、私はどんな言葉をかけ、どう振る舞ってきたか。当代きっての臨床家であり達意の文章家として知られる著者渾身の一冊。ここまで具体的で美しいアドバイスが、かつてあっただろうか。

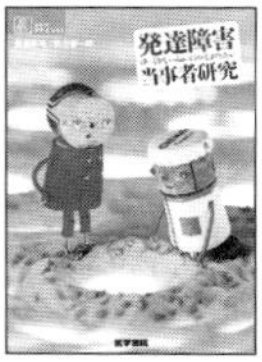

発達障害当事者研究：ゆっくりていねいにつながりたい●綾屋紗月＋熊谷晋一郎●2000円●あふれる刺激、ほどける私―――なぜ空腹がわからないのか、なぜ看板が話しかけてくるのか。外部からは「感覚過敏」「こだわりが強い」としか見えない発達障害の世界を、アスペルガー症候群当事者が、脳性まひの共著者と探る。「過剰」の苦しみは身体に来ることを発見した画期的研究！

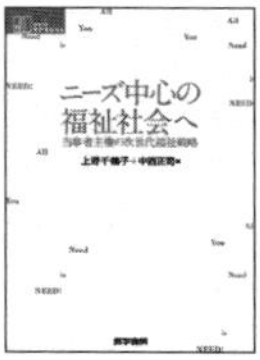

ニーズ中心の福祉社会へ：当事者主権の次世代福祉戦略●上野千鶴子＋中西正司編●2200円●社会改革のためのデザイン！ ビジョン!! アクション!!!―――「こうあってほしい」という構想力をもったとき、人はニーズを知り、当事者になる。「当事者ニーズ」をキーワードに、研究者とアクティビストたちが「ニーズ中心の福祉社会」への具体的シナリオを提示する。

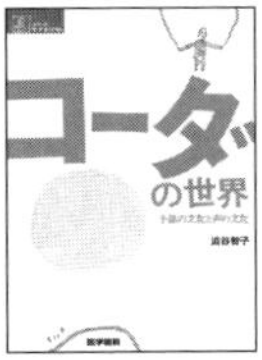

コーダの世界：手話の文化と声の文化●澁谷智子●2000円●生まれながらのバイリンガル?———コーダとは聞こえない親をもつ聞こえる子どもたち。「ろう文化」と「聴文化」のハイブリッドである彼らの日常は驚きに満ちている。親が振り向いてから泣く赤ちゃん？ じっと見つめすぎて誤解される若い女性？ 手話が「言語」であり「文化」であると心から納得できる刮目のコミュニケーション論。

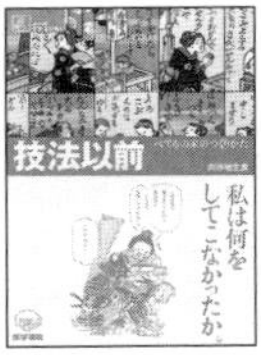

技法以前：べてるの家のつくりかた●向谷地生良●2000円●私は何をしてこなかったか———「幻覚&妄想大会」をはじめとする掟破りのイベントはどんな思考回路から生まれたのか？ べてるの家のような〝場〟をつくるには、専門家はどう振る舞えばよいのか？「当事者の時代」に専門家にできることを明らかにした、かつてない実践的「非」援助論。べてるの家スタッフ用「虎の巻」、大公開！

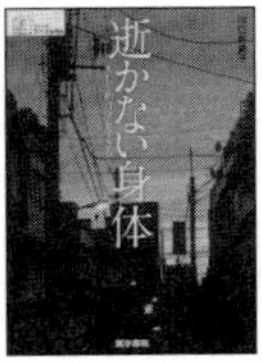

逝かない身体：ALS的日常を生きる●川口有美子●2000円●即物的に、植物的に——言葉と動きを封じられたALS患者の意思は、身体から探るしかない。ロックトイン・シンドロームを経て亡くなった著者の母を支えたのは、「同情より人工呼吸器」「傾聴より身体の微調整」という究極の身体ケアだった。重力に抗して生き続けた母の「植物的な生」を身体ごと肯定した圧倒的記録。

第41回大宅壮一ノンフィクション賞受賞作

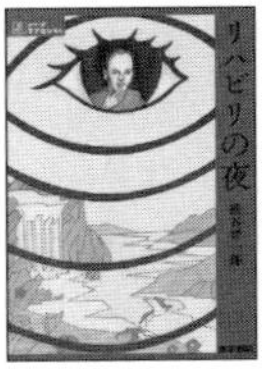

リハビリの夜●熊谷晋一郎●2000円●痛いのは困る——現役の小児科医にして脳性まひ当事者である著者は、《他者》や《モノ》との身体接触をたよりに、「官能的」にみずからの運動をつくりあげてきた。少年期のリハビリキャンプにおける過酷で耽美な体験、初めて電動車いすに乗ったときの時間と空間が立ち上がるめくるめく感覚などを、全身全霊で語り尽くした驚愕の書。

第9回新潮ドキュメント賞受賞作

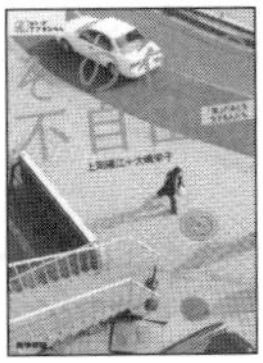

その後の不自由●上岡陽江＋大嶋栄子●2000円●〝ちょっと寂しい〟がちょうどいい——トラウマティックな事件があった後も、専門家がやって来て去っていった後も、当事者たちの生は続く。しかし彼らはなぜ「日常」そのものにつまずいてしまうのか。なぜ援助者を振り回してしまうのか。そんな「不思議な人たち」の生態を、薬物依存の当事者が身を削って書き記した当事者研究の最前線！

第 2 回日本医学ジャーナリスト協会賞受賞作

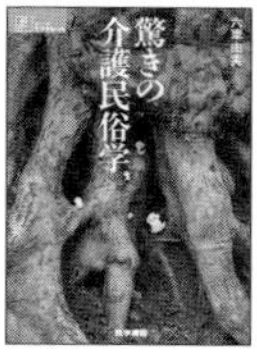

驚きの介護民俗学●六車由実●2000 円●語りの森へ――気鋭の民俗学者は、あるとき大学をやめ、老人ホームで働きはじめる。そこで流しのバイオリン弾き、蚕の鑑別嬢、郵便局の電話交換手ら、「忘れられた日本人」たちの語りに身を委ねていると、やがて新しい世界が開けてきた……。「事実を聞く」という行為がなぜ人を力づけるのか。聞き書きの圧倒的な可能性を活写し、高齢者ケアを革新する。

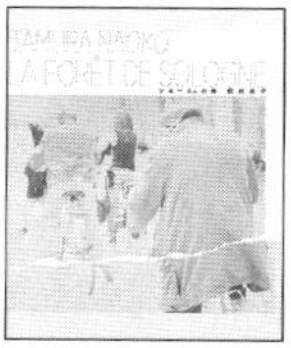

ソローニュの森●田村尚子●2600 円●ケアの感触、曖昧な日常――思想家ガタリが終生関わったことで知られるラ・ボルド精神病院。一人の日本人女性の震える眼が掬い取ったのは、「フランスのべてるの家」ともいうべき、患者とスタッフの間を流れる緩やかな時間だった。ルポやドキュメンタリーとは一線を画した、ページをめくるたびに深呼吸ができる写真とエッセイ。B5 変型版。

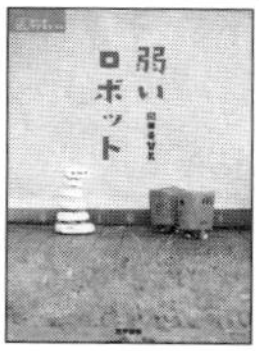

弱いロボット●岡田美智男●2000 円●とりあえずの一歩を支えるために――挨拶をしたり、おしゃべりをしたり、散歩をしたり。そんな「なにげない行為」ができるロボットは作れるか？　この難題に著者は、ちょっと無責任で他力本願なロボットを提案する。日常生活動作を規定している「賭けと受け」の関係を明るみに出し、ケアをすることの意味を深いところで肯定してくれる異色作！

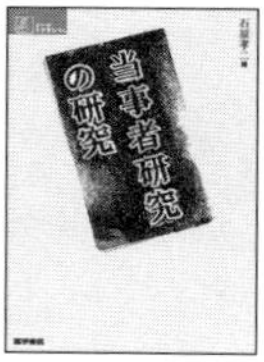

当事者研究の研究●石原孝二編●2000 円●で、当事者研究って何だ?――専門職・研究者の間でも一般名称として使われるようになってきた当事者研究。それは、客観性を装った「科学研究」とも違うし、切々たる「自分語り」とも違うし、勇ましい「運動」とも違う。本書は哲学や教育学、あるいは科学論と交差させながら、“自分の問題を他人事のように扱う”当事者研究の圧倒的な感染力の秘密を探る。

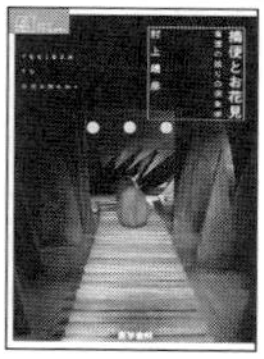

摘便とお花見：看護の語りの現象学●村上靖彦●2000 円●とるにたらない日常を、看護師はなぜ目に焼き付けようとするのか――看護という「人間の可能性の限界」を拡張する営みに吸い寄せられた気鋭の現象学者は、共感あふれるインタビューと冷徹な分析によって、その不思議な時間構造をあぶり出した。巻末には圧倒的なインタビュー論を付す。看護行為の言語化に資する驚愕の一冊。

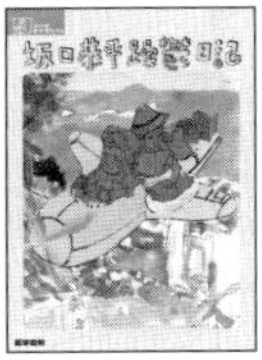

坂口恭平躁鬱日記●坂口恭平●1800円●僕は治ることを諦めて、「坂口恭平」を操縦することにした。家族とともに。——マスコミを席巻するきらびやかな才能の奔出は、「躁」のなせる業でもある。「鬱」期には強固な自殺願望に苛まれ外出もおぼつかない。この病に悩まされてきた著者は、あるとき「治療から操縦へ」という方針に転換した。その成果やいかに！　涙と笑いと感動の当事者研究。

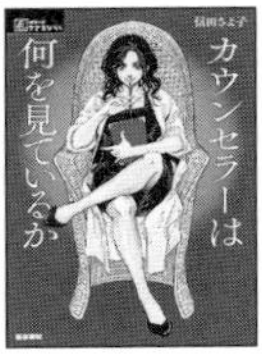

カウンセラーは何を見ているか●信田さよ子●2000円●傾聴？　ふっ。——「聞く力」はもちろん大切。しかしプロなら、あたかも素人のように好奇心を全開にして、相手を見る。そうでなければ〈強制〉と〈自己選択〉を両立させることはできない。若き日の精神科病院体験を経て、開業カウンセラーの第一人者になった著者が、「見て、聞いて、引き受けて、踏み込む」ノウハウを一挙公開！

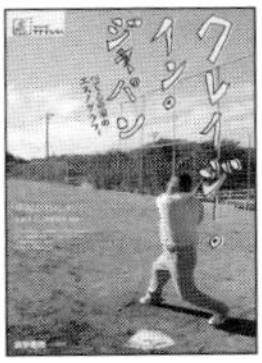

クレイジー・イン・ジャパン：べてるの家のエスノグラフィ●中村かれん●2200円●日本の端の、世界の真ん中。——インドネシアで生まれ、オーストラリアで育ち、イェール大学で教える医療人類学者が、べてるの家に辿り着いた。7か月以上にも及ぶ住み込み。10年近くにわたって断続的に行われたフィールドワーク。べてるの「感動」と「変貌」を、かつてない文脈で発見した傑作エスノグラフィ。付録DVD「Bethel」は必見の名作！

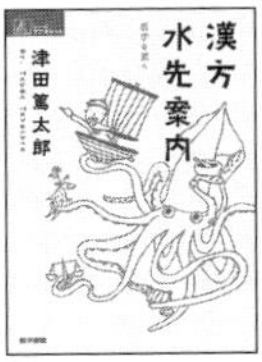

漢方水先案内：医学の東へ●津田篤太郎●2000円●漢方ならなんとかなるんじゃないか？——原因がはっきりせず成果もあがらない「ベタなぎ漂流」に追い込まれたらどうするか。病気に対抗する生体のパターンは決まっているならば、「生体をアシスト」という方法があるじゃないか！　万策尽きた最先端の臨床医がたどり着いたのは、キュアとケアの合流地点だった。それが漢方。

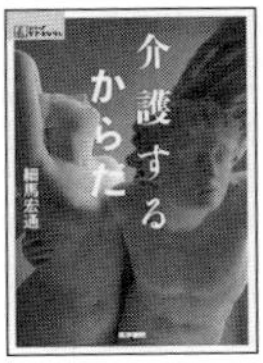

介護するからだ●細馬宏通●2000円●あの人はなぜ「できる」のか？——目利きで知られる人間行動学者が、ベテランワーカーの神対応をビデオで分析してみると……、そこには言語以前に〝かしこい身体〟があった！　ケアの現場が、ありえないほど複雑な相互作用の場であることが分かる「驚き」と「発見」の書。マニュアルがなぜ現場で役に立たないのか、そしてどうすればうまく行くのかがよーく分かります。

第 16 回小林秀雄賞受賞作
紀伊國屋じんぶん大賞 2018 受賞作

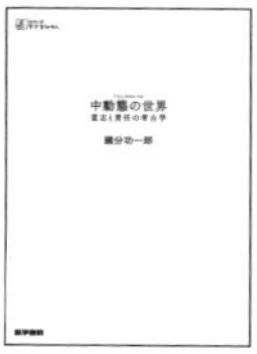

中動態の世界：意志と責任の考古学●國分功一郎●2000 円●「する」と「される」の外側へ——強制はないが自発的でもなく、自発的ではないが同意している。こうした事態はなぜ言葉にしにくいのか？ なぜそれが「曖昧」にしか感じられないのか？ 語る言葉がないからか？ それ以前に、私たちの思考を条件付けている「文法」の問題なのか？ ケア論にかつてないパースペクティヴを切り開く画期的論考！

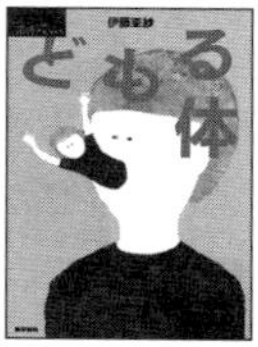

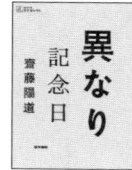

どもる体●伊藤亜紗●2000 円●しゃべれるほうが、変。——話そうとすると最初の言葉を繰り返してしまう（＝連発という名のバグ）。それを避けようとすると言葉自体が出なくなる（＝難発という名のフリーズ）。吃音とは、言葉が肉体に拒否されている状態だ。しかし、なぜ歌っているときにはどもらないのか？ 徹底した観察とインタビューで吃音という「謎」に迫った、誰も見たことのない身体論！

異なり記念日●齋藤陽道●2000 円●手と目で「看る」とはどういうことか——「聞こえる家族」に生まれたろう者の僕と、「ろう家族」に生まれたろう者の妻。ふたりの間に、聞こえる子どもがやってきた。身体と文化を異にする 3 人は、言葉の前にまなざしを交わし、慰めの前に手触りを送る。見る、聞く、話す、触れることの〈歓び〉とともに。ケアが発生する現場からの感動的な実況報告。

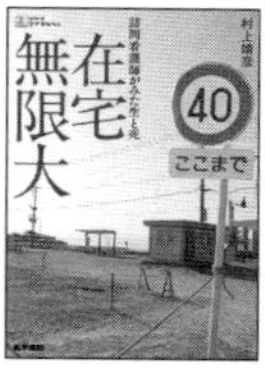

在宅無限大：訪問看護師がみた生と死●村上靖彦●2000 円●「普通に死ぬ」を再発明する——病院によって大きく変えられた「死」は、いま再びその姿を変えている。先端医療が組み込まれた「家」という未曾有の環境のなかで、訪問看護師たちが地道に「再発明」したものなのだ。著者は並外れた知的肺活量で、訪問看護師の語りを生け捕りにし、看護が本来持っているポテンシャルを言語化する。

第 19 回大佛次郎論壇賞受賞作
紀伊國屋じんぶん大賞 2020 受賞作

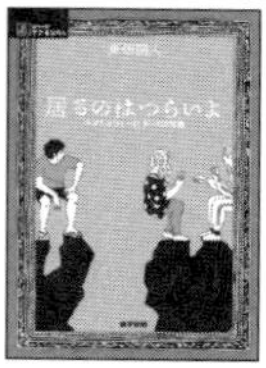

居るのはつらいよ：ケアとセラピーについての覚書●東畑開人●2000 円●「ただ居るだけ」vs.「それでいいのか」——京大出の心理学ハカセは悪戦苦闘の職探しの末、沖縄の精神科デイケア施設に職を得た。しかし勇躍飛び込んだそこは、あらゆる価値が反転する「ふしぎの国」だった。ケアとセラピーの価値について究極まで考え抜かれた、涙あり笑いあり出血（！）ありの大感動スペクタル学術書！

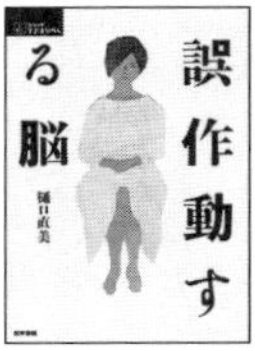

誤作動する脳●樋口直美● 2000円●「時間という一本のロープにたくさんの写真がぶら下がっている。それをたぐり寄せて思い出をつかもうとしても、私にはそのロープがない」――ケアの拠り所となるのは、体験した世界を正確に表現したこうした言葉ではないだろうか。「レビー小体型認知症」と診断された女性が、幻視、幻臭、幻聴など五感の変調を抱えながら達成した圧倒的な当事者研究！

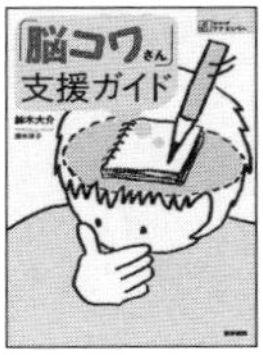

「脳コワさん」支援ガイド●鈴木大介●2000円●脳がコワれたら、「困りごと」はみな同じ。――会話がうまくできない、雑踏が歩けない、突然キレる、すぐに疲れる……。病名や受傷経緯は違っていても結局みんな「脳の情報処理」で苦しんでいる。だから脳を「楽」にすることが日常を取り戻す第一歩だ。疾患を超えた「困りごと」に着目する当事者学が花開く、読んで納得の超実践的ガイド！

第9回日本医学ジャーナリスト協会賞受賞作

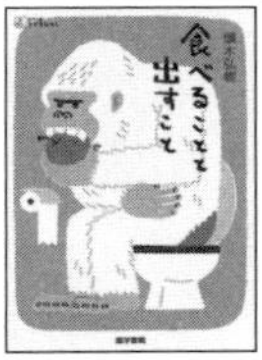

食べることと出すこと●頭木弘樹● 2000円●食べて出せればOKだ！（けど、それが難しい……。）――潰瘍性大腸炎という難病に襲われた著者は、食事と排泄という「当たり前」が当たり前でなくなった。IVHでも癒やせない顎や舌の飢餓感とは？　便の海に茫然と立っているときに、看護師から雑巾を手渡されたときの気分は？　切実さの狭間に漂う不思議なユーモアが、何が「ケア」なのかを教えてくれる。

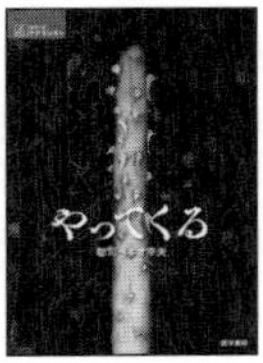

やってくる●郡司ペギオ幸夫● 2000円●「日常」というアメイジング！――私たちの「現実」は、外部からやってくるものによってギリギリ実現されている。だから日々の生活は、何かを為すためのスタート地点ではない。それこそが奇跡的な達成であり、体を張って実現すべきものなんだ！　ケアという「小さき行為」の奥底に眠る過激な思想を、素手で取り出してみせる圧倒的な知性。

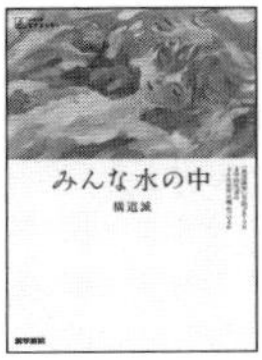

みんな水の中●横道 誠● 2000円●脳の多様性とはこのことか！――ASD（自閉スペクトラム症）とADHD（注意欠如・多動症）と診断された大学教員は、彼を取り囲む世界の不思議を語りはじめた。何もかもがゆらめき、ぼんやりとしか聞こえない水の中で、〈地獄行きのタイムマシン〉に乗せられる。そんな彼を救ってくれたのは文学と芸術、そして仲間だった。赤裸々、かつちょっと乗り切れないユーモアの日々。

⑨

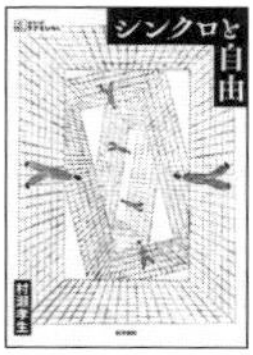

シンクロと自由●村瀬孝生●2000円●介護現場から「自由」を更新する——「こんな老人ホームなら入りたい!」と熱い反響を呼んだNHK番組「よりあいの森 老いに沿う」。その施設長が綴る、自由と不自由の織りなす不思議な物語。しなやかなエピソードに浸っているだけなのに、気づくと温かい涙が流れている。万策尽きて途方に暮れているのに、希望が勝手にやってくる。

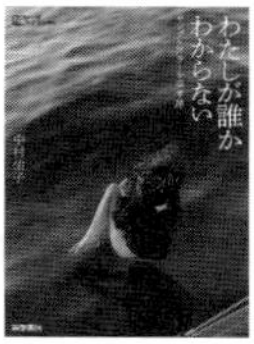

わたしが誰かわからない:ヤングケアラーを探す旅●中村佑子●2000円●ケア的主体をめぐる冒険的セルフドキュメント！——ヤングケアラーとは、世界をどのように感受している人なのか。取材はいつの間にか、自らの記憶をたぐり寄せる旅に変わっていた。「あらかじめ固まることを禁じられ、自他の境界を横断してしまう人」として、著者はふたたび祈るように書きはじめた。

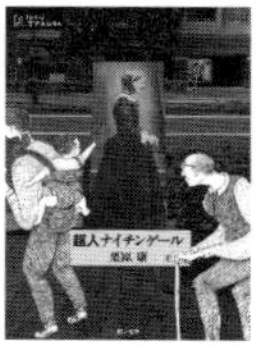

超人ナイチンゲール●栗原 康●2000円●誰も知らなかったナイチンゲールに、あなたは出会うだろう——鬼才文人アナキストが、かつてないナイチンゲール伝を語り出した。それは聖女でもなく合理主義者でもなく、「近代的個人」の設定をやすやすと超える人だった。「永遠の今」を生きる人だった。救うものが救われて、救われたものが救っていく。そう、看護は魂にふれる革命なのだ。

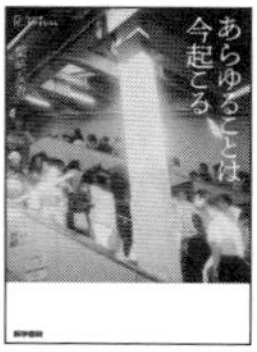

あらゆることは今起こる●柴崎友香●2000円●私の体の中には複数の時間が流れている——ADHDと診断された小説家は、薬を飲むと「36年ぶりに目が覚めた」。自分の内側でいったい何が起こっているのか。「ある場所の過去と今。誰かの記憶と経験。出来事をめぐる複数からの視点。それは私の小説そのもの」と語る著者の日常生活やいかに。SFじゃない並行世界報告！

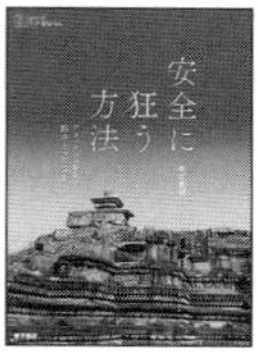

安全に狂う方法●赤坂真理●2000円●「人を殺すか自殺するしかないと思った」——そんな私に、女性セラピストはこう言った。「あなたには、安全に狂う必要が、あります」。そう、自分を殺しそうになってまで救いたい自分がいたのだ! そんな自分をレスキューする方法があったのだ、アディクションという《固着》から抜け出す方法が! 愛と思考とアディクションをめぐる感動の旅路。

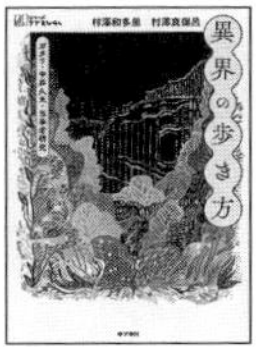

異界の歩き方●村澤和多里・村澤真保呂●2000円●行ってきます！ 良い旅を！——精神症状が人をおそうとき、世界は変貌する。異界への旅が始まるのだ。そのとき〈旅立ちを阻止する〉よりも、〈一緒に旅に出る〉ほうがずっと素敵だ。フェリックス・ガタリの哲学と、べてるの家の当事者研究に、中井久夫の生命論を重ね合わせると、新しいケアとエコロジーの地平がひらかれる！

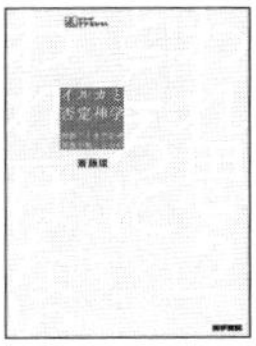

イルカと否定神学●斎藤 環●2000円●言語×時間×身体で「対話」の謎をひらく——対話をめぐる著者の探求は、気づくとデビュー作以来の参照先に立ち返っていた。精神分析のラカンと、学習理論のベイトソンである。そこにバフチン（ポリフォニー論）とレイコフ（認知言語学）が参入し、すべてを包含する導きの糸は中井久夫だ。こうして対話という魔法はゆっくりとその全貌を現しはじめた。

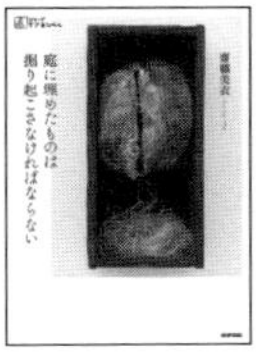

庭に埋めたものは掘り起こさなければならない●齋藤美衣●2000円●自閉スペクトラム症により幼少期から世界に馴染めない感覚をもつ著者。急性骨髄性白血病に罹患するも、病名が告知されなかったことで世界から締め出された感覚に。さらに白血病が寛解し、「生き残って」しまったなかで始まる摂食障害。繰り返し見る庭の夢。壮大な勇気をもって自分の「傷」を見ようとした人の探求の書。

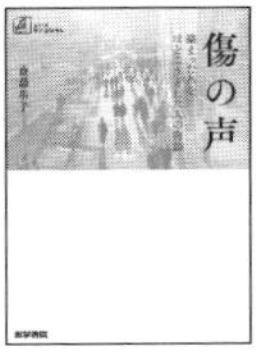

傷の声：絡まった糸をほどこうとした人の物語●齋藤塔子●2000円●複雑性PTSDを生きた女性がその短き人生を綴った自叙伝。ストレートで東大、看護師、優しい人。けれども激しく自分を痛めつける。ほとんどの人が知らない、彼女がそれをする事情。私たちは目撃するだろう。「病者」という像を超えて、「物語をもつ1人の人間」が立ち上がるのを。

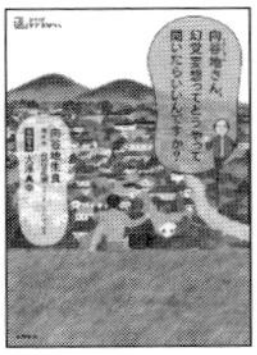

向谷地さん、幻覚妄想ってどうやって聞いたらいいんですか？●向谷地生良●2000円●「へぇー」がひらくアナザーワールド！——精神医療の常識を溶かし、対人支援の枠組みを更新しつづける「べてるの家」の向谷地生良氏。当事者がどんな話をしても彼は「へぇー」と興味津々だ。その「へぇー」こそがアナザーワールドの扉をひらく鍵だったのだ！ 大澤真幸氏の特別寄稿は必読。